Springer-Lehrbuch

Geraldine Rauch · Rainer Muche
Reinhard Vonthein
(Hrsg.)

Zeig mir Biostatistik!

Ideen und Material für einen guten
Biometrie-Unterricht

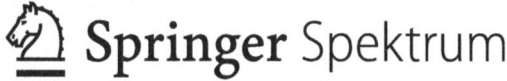

Herausgeber
Geraldine Rauch
Institut für Medizinische Biometrie und Informatik
Universität Heidelberg
Heidelberg, Deutschland

Rainer Muche
Institut für Epidemiologie und Medizinische Biometrie
Universität Ulm
Ulm, Deutschland

Reinhard Vonthein
Institut für Medizinische Biometrie und Statistik
Zentrum für klinische Studien
Universität zu Lübeck
Lübeck, Deutschland

ISSN 0937-7433
ISBN 978-3-642-54335-7   ISBN 978-3-642-54336-4 (eBook)
DOI 10.1007/978-3-642-54336-4

Die Deutsche Nationalbibliothek verzeichnet diese Publikation in der Deutschen Nationalbibliografie; detaillierte bibliografische Daten sind im Internet über http://dnb.d-nb.de abrufbar.

Springer Spektrum
© Springer-Verlag Berlin Heidelberg 2014
Das Werk einschließlich aller seiner Teile ist urheberrechtlich geschützt. Jede Verwertung, die nicht ausdrücklich vom Urheberrechtsgesetz zugelassen ist, bedarf der vorherigen Zustimmung des Verlags. Das gilt insbesondere für Vervielfältigungen, Bearbeitungen, Übersetzungen, Mikroverfilmungen und die Einspeicherung und Verarbeitung in elektronischen Systemen.

Die Wiedergabe von Gebrauchsnamen, Handelsnamen, Warenbezeichnungen usw. in diesem Werk berechtigt auch ohne besondere Kennzeichnung nicht zu der Annahme, dass solche Namen im Sinne der Warenzeichen- und Markenschutz-Gesetzgebung als frei zu betrachten wären und daher von jedermann benutzt werden dürften.

Gedruckt auf säurefreiem und chlorfrei gebleichtem Papier

Springer Spektrum ist eine Marke von Springer DE. Springer DE ist Teil der Fachverlagsgruppe Springer Science+Business Media
www.springer-spektrum.de

Vorwort

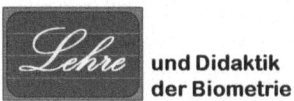 **und Didaktik der Biometrie**

Liebe Leserin, lieber Leser,
in diesem Buch werden die Einreichungen für den Preis für das beste universitäre Lehrmaterial im Fach Biometrie 2013 veröffentlicht, der von der Arbeitsgruppe „Lehre und Didaktik der Biometrie" der deutschen Region der Internationalen Biometrischen Gesellschaft (IBS-DR) ausgeschrieben wurde (http://www.biometrische-gesellschaft.de/arbeitsgruppen/lehre-und-didaktik-der-biometrie.html). Diese Arbeitsgruppe wurde im September 2011 gegründet und wird von Frau Dr. Geraldine Rauch (Universität Heidelberg) und Herrn Dr. Reinhard Vonthein (Universität zu Lübeck) geleitet.

Die AG Lehre und Didaktik der Biometrie bietet ein Forum zur Vernetzung und zum Austausch von Unterrichtskonzepten und Ideen im Bereich der Biometrie. Neben der universitären Lehre und Lehrkonzepten im Bereich der Industrie stellt die Nachwuchsförderung an Schulen einen besonderen Schwerpunkt dar. Die Arbeitsgruppe befasst sich dabei sowohl mit konkreten Lehrinhalten als auch mit didaktischen Themen, neuen Unterrichtsmethoden, Mediennutzung und Fragen der Lehrkoordination. Vielleicht ermutigen die Beiträge in diesem Buch, eigene Ansätze aufzuschreiben und an Kolleginnen und Kollegen weiterzugeben. Wir würden uns über weitere Zusendungen von Beiträgen freuen. Diese werden dann auf der AG-Internetseite veröffentlicht und Interessierte werden über den AG-Verteiler informiert.

Die Ausschreibung richtete sich an Dozenten, die im Bereich Biometrie an einer Universität oder Fachhochschule lehren. Eingereicht werden konnten selbstentwickelte, gebrauchsfähige Unterrichtsmaterialien, wie z. B. Vorschläge für die Gestaltung einer Unterrichtseinheit, Software-Anwendungen zur Illustration biometrischer Themen oder Ideen für biometrische Experimente im Studentenunterricht.

Die Bewertung der Beiträge übernahm eine Jury von drei Mitgliedern:

Dr. Geraldine Rauch (Universität Heidelberg), Prof. Dr. Rainer Muche (Universität Ulm) und Dr. Reinhard Vonthein (Universität zu Lübeck). Alle Jurymitglieder haben zusätzlich außer Konkurrenz eigene Ideen für dieses Buch beigetragen. Für die Preisvergabe wurden die Beiträge nach den Kriterien der einfachen und breiten Anwendbarkeit und Übertragbarkeit und der Originalität bewertet. Entstanden ist ein breites Spektrum an Vorschlägen für die Unterrichtsgestaltung im Fach Medizinische Biometrie, das für jeden etwas zu bieten hat. Insbesondere befassen sich viele Beiträge mit dem Thema wie die Begeisterung für Statistik und Biometrie auch bei Fachfremden, wie z. B. Medizinstudierenden geweckt werden kann. Prämiert wurden die Beiträge von Herrn Mayer und Frau Danner, Frau Burkholder, Herrn Krisam und Frau Sander sowie Herrn Kruppa, wobei auch der Beitrag von Frau Naumann eine spezielle Erwähnung fand.

Genau wie die praktische Biometrie sich mit Planung, Durchführung, Auswertung und kritischer Diskussion von klinischen Studien befasst, so decken auch die Beiträge diese Themen ab. Dieses Buch dient der konkreten Unterrichtsplanung, -vorbereitung und -durchführung. Wie eine klinische Studie sogar im Unterricht durchgeführt werden kann und so echte, medizinische Daten erhoben werden können, ist in den Beiträgen von Mayer und Danner, Burkholder und Framke thematisiert.

In anderen Beiträgen werden zur Unterrichtsgestaltung Daten aus der Literatur verwendet (Krisam und Sander, Muche I) oder reale medizinische Publikationen (Kruppa, Ring), Daten spielerisch erzeugt (Kohl, Rauch, Vonthein), oder auch durch eine eigens geschaffene Softwareanwendung generiert (Naumann). Verschiedene Beiträge zu Computeranwendungen (Naumann, Kohl, Muche II) ersparen dem Nutzer die Zeit der oft aufwendigen Programmierung oder erlauben illustrative Darstellungen biometrischer Themen. Gleich mehrere Beiträge beschreiben unterschiedliche Präsenzübungen, die je nach Thema beliebig in den Unterricht integriert werden können (Vonthein, Kruppa, Rauch).

Zu allen Beiträgen sind diverse Dateianhänge mit eingereicht worden, die von den Leserinnen und Lesern dieses Buches genutzt werden können, um bei der Umsetzung der Ideen möglichst wenig Aufwand zu erzeugen. Diese Zusatzmaterialien können kostenlos von der Webseite **http://www.springer.com/education+%26+language/learning+%26+instruction/book/978-3-642-54335-7** heruntergeladen werden.

Wir bedanken uns herzlich beim Vorstand der KSFE (Konferenz der SAS-Anwender in Forschung und Entwicklung), der durch eine großzügige Spende die Buchveröffentlichung beim Springer-Verlag ermöglicht.

Jetzt wünschen wir Ihnen viel Vergnügen bei der Lektüre der Beiträge.

Im Dezember 2013

G. Rauch
R. Muche
R. Vonthein

Inhaltsverzeichnis

Teil I Klinische Studien für den Unterricht

1 Von Naschkatzen und Nagetieren – eine interaktive Einführung
   in die Medizinische Biometrie mit der NANA-Studie 3
   Benjamin Mayer und Bettina Danner

2 Coole Biometrie – Eiskalt erwischt! 15
   Iris Burkholder

3 Erhöhen Youtube-Videos auch Deinen Puls? 25
   Theodor Framke

Teil II Gestaltung einer kompletten Unterrichtseinheit

4 Was tun mit all den Daten? Studienauswertung leicht gemacht! 37
   Johannes Krisam und Anja Sander

5 Ein (statistischer) Werkzeugkasten für eine Vorlesung
   „Klinische Studien" für Nicht-Statistiker 53
   Arne Ring

6 Consulting Class: Ein Praktikum für Biometrie-Studierende 67
   Rainer Muche, Jens Dreyhaupt, Ulrich Stadtmüller
   und Hartmut Lanzinger

Teil III Softwareanwendungen zur Unterrichtsgestaltung

7 Datensatzerstellung mit dem rDatGen 1.0 83
   Aline Naumann und Sebastian Hoffmeister

8　AquaSim – Simulation zur Prüfung der Wirksamkeit eines
　　Impfstoffs für Clownfische 95
　　Christian D. Kohl

9　Prüfungsmöglichkeit in einem Statistiksoftware-Kurs 101
　　Rainer Muche, Beate Einsiedler, Marianne Meule
　　und Benjamin Mayer

Teil IV　Ideen für Übungen und einzelne Themen

10　Aufgaben in der Vorlesung 117
　　Reinhard Vonthein

11　Aktivierende Methoden für Biostatistik in Anwendungsfächern 131
　　Jochen Kruppa

12　Bärchen-Biometrie: Biometrie zum Anschauen,
　　Erleben und Aufessen 139
　　Geraldine Rauch

Die Autoren

Prof. Dr. Iris Burkholder Department Gesundheit und Pflege, Hochschule für Technik und Wirtschaft des Saarlandes (HTW), Goebenstraße 40, 66117 Saarbrücken, Deutschland
E-Mail: iris.burkholder@htwsaar.de

Dr. Bettina Danner Institut für Epidemiologie und Medizinische Biometrie, Universität Ulm, Schwabstr. 13, 89075 Ulm, Deutschland
E-Mail: bettina.danner@uni-ulm.de

Dr. Jens Dreyhaupt Institut für Epidemiologie und Medizinische Biometrie, Universität Ulm, Schwabstr. 13, 89075 Ulm, Deutschland
E-Mail: jens.dreyhaupt@uni-ulm.de

Beate Einsiedler Institut für Epidemiologie und Medizinische Biometrie, Universität Ulm, Schwabstr. 13, 89075 Ulm, Deutschland
E-Mail: beate.einsiedler@uni-ulm.de

Theodor Framke Institut für Biometrie, Medizinische Hochschule Hannover, Carl-Neuberg-Straße 1, 30625 Hannover, Deutschland
E-Mail: framke.theodor@mh-hannover.de

Sebastian Hoffmeister STATCON, Schulstraße 2, 37213 Witzenhausen, Deutschland
E-Mail: sebastian.hoffmeister@statcon.de

Dr. Christian Kohl Institut für Medizinische Biometrie und Informatik, Universität Heidelberg, Im Neuenheimer Feld 305, 69120 Heidelberg, Deutschland
E-Mail: christian.kohl@med.uni-heidelberg.de

Johannes Krisam Institut für Medizinische Biometrie und Informatik, Universität Heidelberg, Im Neuenheimer Feld 305, 69120 Heidelberg, Deutschland
E-Mail: krisam@imbi.uni-heidelberg.de

Jochen Kruppa Institut für Medizinische Biometrie und Statistik, Universität zu Lübeck, Universitätsklinikum Schleswig-Holstein Campus Lübeck, Ratzeburger Allee 160, Haus 24, 23538 Lübeck, Deutschland
E-Mail: jochen.kruppa@imbs.uni-luebeck.de

Dr. Hartmut Lanzinger Studienkommission Mathematik, Wirtschaftsmathematik, Universität Ulm, Helmholtzstr. 18, 89069 Ulm, Deutschland
E-Mail: hartmut.lanzinger@uni-ulm.de

Dr. Benjamin Mayer Institut für Epidemiologie und Medizinische Biometrie, Universität Ulm, Schwabstr. 13, 89075 Ulm, Deutschland
E-Mail: benjamin.mayer@uni-ulm.de

Marianne Meule Institut für Epidemiologie und Medizinische Biometrie, Universität Ulm, Schwabstr. 13, 89075 Ulm, Deutschland
E-Mail: marianne.meule@uni-ulm.de

Prof. Dr. Rainer Muche Institut für Epidemiologie und Medizinische Biometrie, Universität Ulm, Schwabstr. 13, 89075 Ulm, Deutschland
E-Mail: rainer.muche@uni-ulm.de

Aline Naumann Institut für Klinische Epidemiologie und angewandte Biometrie, Eberhard Karls Universität Tübingen, Silcherstraße 5, 72076 Tübingen, Deutschland
E-Mail: aline.naumann@uni-tuebingen.de

Dr. Geraldine Rauch Institut für Medizinische Biometrie und Informatik, Universität Heidelberg, Im Neuenheimer Fled 305, 69120 Heidelberg, Deutschland
E-Mail: rauch@imbi.uni-heidelberg.de

Prof. Dr. Arne Ring College of Medicine, Biological Sciences and Psychology, University of Leicester, Leicester LE5 4PW, Great Britain
E-Mail: arne.ring@leicester.ac.uk

Anja Sander Institut für Medizinische Biometrie und Informatik, Universität Heidelberg, 69120 Heidelberg, Deutschland
E-Mail: sander@imbi.uni-heidelberg.de

Prof. Dr. Ulrich Stadtmüller Institut für Zahlentheorie und Wahrscheinlichkeitstheorie, Universität Ulm, Helmholtzstraße 18, 89081 Ulm, Deutschland
E-Mail: ulrich.stadtmüller@uni-ulm.de

Dr. Reinhard Vonthein Institut für Medizinische Biometrie und Statistik, Zentrum für Klinische Studien, Universität zu Lübeck, Ratzeburger Allee 160, 23562 Lübeck, Deutschland
E-Mail: reinhard.vonthein@imbs.uni-luebeck.de

Teil I
Klinische Studien für den Unterricht

Von Naschkatzen und Nagetieren – eine interaktive Einführung in die Medizinische Biometrie mit der NANA-Studie

Benjamin Mayer und Bettina Danner

Zusammenfassung

Das Fach Medizinische Biometrie ist im Medizinstudium verankert, um den Studenten die Grundlagen der statistischen Planung, Durchführung, Auswertung und Interpretation klinischer Studien zu vermitteln. Diese Kenntnisse sind von großer Relevanz für die eigenständige Bewertung neuer Forschungserkenntnisse und deren inhaltlicher Bedeutung für den medizinischen Alltag. Trotz dieser Tatsache könnte es um die Akzeptanz des Faches unter den Studenten besser bestellt sein. Häufig genannte Gründe für die verbesserungswürdige Beliebtheit des Faches sind der mathematisch-theoretische Ursprung des Faches und fehlende Praxisnähe.

Im Rahmen dieses Beitrags möchten wir eine von uns konzipierte Beispielstudie vorstellen, die als aktivierende und motivierende Lehrmethode in Vorlesungen und Seminaren zur Medizinischen Biometrie integriert werden kann. Ursprünglich wurde diese entwickelt, um Oberstufenschülern und sonstigen Interessierten bei verschiedenen Veranstaltungen der Medizinischen Fakultät der Universität Ulm einen ersten Eindruck zu vermitteln über die Aufgaben der Biometrie in der medizinischen Forschung. Anhand der Beispielstudie sollten die wesentlichen Aspekte einer klassischen klinischen Studie demonstriert und erklärt werden unter aktiver Beteiligung der Pro-

---

Zusätzliche Information ist in der Online-Version dieses Kapitels (doi:10.1007/978-3-642-54336-4_1) enthalten.

B. Mayer (✉) · B. Danner
Institut für Epidemiologie und Medizinische Biometrie,
Universität Ulm, Schwabstr. 13, 89075 Ulm, Deutschland
E-Mail: benjamin.mayer@uni-ulm.de

B. Danner
E-Mail: bettina.danner@uni-ulm.de

banden. Ziel der Studie war es herauszufinden, ob Teilnehmer, die eher zu Süßigkeiten tendieren (Naschkatzen), sich im Vergleich zu Teilnehmern, die eher zu Knabbereien tendieren (Nagetiere), hinsichtlich ihres Körpermasseindex (BMI) unterscheiden. Zum einen durch das Studiensetting (Vergleich von NA*schkatzen* und NA*getieren*), zum anderen in Anlehnung an die am Ulmer Universitätscampus stehenden Nana-Plastiken der französischen Künstlerin Niki de Saint Phalle entstand so das von uns verwendete Akronym NANA für unsere Beispielstudie. Die Lehrveranstaltung umfasst eine kurze Einführung in die Medizinische Biometrie und das Konzept der Studie, eine Befragung der Teilnehmer inklusive Messung der für die Berechnung des BMI notwendigen Merkmale Körpergröße und –gewicht, sowie eine Vorstellung und Erläuterung der entsprechenden Datenauswertung.

Wir geben eine detaillierte Beschreibung des Studienkonzeptes und deren Durchführung im Rahmen einer Beispielanwendung. Zudem diskutieren wir den Einsatz der vorgestellten Beispielstudie im Rahmen des regulären Studentenunterrichts zur Medizinischen Biometrie innerhalb des Humanmedizinstudiums.

1.1 Einleitung

Das Fach Medizinische Biometrie nimmt einen wichtigen Platz im Curriculum des Studienganges Humanmedizin ein. Ein Grundverständnis der zentralen Aspekte von Studienplanung, -durchführung und -auswertung, sowie der Interpretation entsprechender statistischer Ergebnisse ermöglicht jedem Mediziner eine selbstständige Auseinandersetzung mit neuen Forschungserkenntnissen und deren inhaltlicher Relevanz. Biometrische Grundkenntnisse sind nicht zuletzt auch für eine Vielzahl von Studierenden im Hinblick auf die Dissertation notwendig, in deren Rahmen die angehenden Mediziner überwiegend erstmalig mit der empirischen Untersuchung einer wissenschaftlichen Fragestellung konfrontiert sind. Trotz der offensichtlich wichtigen Bedeutung des Faches für die medizinische Forschung könnte es um das Ansehen der Medizinischen Biometrie jedoch insgesamt besser bestellt sein. Die prinzipiell theoretischen Inhalte und der mathematische Ursprung der methodischen Grundlagen stehen oftmals einem unvoreingenommenen Zugang zum Fach im Wege. Umso wichtiger ist es daher frühzeitig die praktische Relevanz der medizinischen Statistik durch entsprechende Beispiele aufzuzeigen, die idealerweise durch aktivierende Methoden ergänzt werden. Aus diesem Grund wurde von uns die „NANA"-Studie konzipiert, die im Folgenden genauer vorgestellt wird.

1.1.1 Rahmenbedingungen

An der Universität Ulm gibt es seit 2005 im Rahmen des „Tages der Gesundheitsforschung" für Schüler der Klassen 10–12 aller umliegenden Schulen die Möglichkeit, im Klassenverbund eine Veranstaltung aus dem Bereich der medizinischen Forschung zu besuchen. Nach Maßgabe der Medizinischen Fakultät der Universität Ulm, welche als Organisator dieses Tages fungiert, sollen dabei die Schüler über einen Zeitraum von ca. 2 h einen Einblick in die spezifischen Aufgaben und Tätigkeiten des jeweiligen Faches bekommen. Seit ihrer Einführung erfreut sich die Veranstaltung immer größeren Zuspruchs mit zuletzt über 1000 Anmeldungen im Jahre 2011, von denen aus organisatorischen Gründen jedoch nur 700 letztlich eingeladen werden konnten. Einen Eindruck über die Veranstaltung kann man über einen Link des lokalen Fernsehsenders Regio TV Ulm bekommen (www.regio-tv.de/video/122171.html#, ab Minute 17:00).

Unser Institut beteiligte sich dabei mit der Veranstaltung „Planung und Auswertung klinischer Studien – die Rolle der Medizinstatistik in der Forschung". Der Ablauf umfasste einen Vortrag über die Grundsätze in Planung, Durchführung und Auswertung klinischer Studien, eine sich daran anschließende Beispielstudie unter aktiver Beteiligung der Schüler, sowie eine abschließende Vorstellung der Berufsmöglichkeiten im Bereich der Medizinischen Biometrie. Bestimmte Vorkenntnisse für diese Veranstaltung wurden nicht vorausgesetzt. Im Rahmen des einführenden Vortrags wurden alle relevanten Begrifflichkeiten, die für die spätere Durchführung der Beispielstudie notwendig waren, im Wesentlichen besprochen. Ziel der Veranstaltung war es, die Medizinische Biometrie als eine interessante Disziplin der Lebenswissenschaften vorzustellen.

1.1.2 Die NANA-Studie

Um die bereits angesprochene Brücke zwischen den theoretischen Aspekten der Medizinstatistik und einer anschaulichen Beispielanwendung der vorgestellten Konzepte zu schlagen, wurde von uns eine Beispielstudie konzipiert, anhand derer die verschiedenen Grundelemente der klinischen Forschung (Formulierung einer wissenschaftlichen Fragestellung, Datenerhebung, -auswertung und -interpretation) aufgezeigt werden konnten. Ziel der Studie war es zu überprüfen, ob sich Studienteilnehmer, die eine Süßigkeit (Gruppe „Naschkatzen") bevorzugen, beim Körpermasse-Index (BMI) von den Teilnehmern unterscheiden, die eine Knabberei wählen (Gruppe „Nagetiere"). Zum einen durch das Studiensetting (Vergleich von NA*schkatzen* und NA*getieren*), zum anderen in Anlehnung an die am Ulmer Campus stehenden Nana-Plastiken der französischen Künstlerin Niki de Saint Phalle entstand so das von uns verwendete Akronym NANA für unsere Beispielstudie.

Das Programm lässt eine unbegrenzte Zahl an Probanden zu und kann in diesem Zusammenhang das Verständnis für die Aussagekraft von Zwischenauswertungen im Hinblick auf das finale Studienergebnis vermitteln. Für die praktische Durchführung der NANA-Studie in unserem Beispiel war es sinnvoll, die Gruppe der Schüler auf 15 zu begrenzen, um einen übersichtlichen Ablauf der Datenerhebungsphase zu gewährleisten und die Studie ohne eine Zwischenauswertung durchzuführen. Deshalb wurde die uns von den Organisatoren zugeteilte Klasse halbiert und die Veranstaltung in zwei Phasen nacheinander angeboten. Die restlichen Schüler befanden sich jeweils bei einer anderen Arbeitsgruppe, mit denen dann ein Wechsel nach Abschluss der ersten Phase stattfand. Die NANA-Studie kann in einem Seminarraum mit Standardausstattung (Beamer und Leinwand für den einführenden Vortrag) oder aber auch an einem Messestand durchgeführt werden. Je nach Veranstaltungsort muss neben den für die NANA-Studie notwendigen Materialien zusätzlich technisches Equipment selbst mitgebracht werden.

Im Folgenden möchten wir die Konzeption der NANA-Studie im Detail vorstellen. Anhand einer Beispielanwendung wird anschließend die konkrete Durchführung der aktivierenden Lehrmethode demonstriert. Zuletzt wird auf verschiedene Möglichkeiten eingegangen, wie die entwickelte Beispielstudie noch verbessert werden und in welchem Rahmen die Studie für den Studentenunterricht verwendet werden kann.

1.2 Methodik

Nachdem die Idee für die NANA-Studie vorlag, mussten die notwendigen Lehrmaterialien erstellt werden. Diese umfassten im Wesentlichen ein Dateneingabe- und -auswertungsprogramm, welche implementiert werden mussten, sowie die Entwicklung entsprechender Erhebungsbögen und Informationsblätter zum Design und Ablauf der Studie. Vor der konkreten Umsetzung der Studie musste dann zusätzlich noch weiteres Equipment zusammengestellt werden (Waage und Meterstab zur Erfassung der Zielgröße, Knabbereien und Süßigkeiten für die Teilnehmer, Laptop zur Dateneingabe und Auswertung, Drucker zur Erstellung von Teilnehmer-spezifischen Outputs), das letztlich für die praktische Durchführung nötig war. Die einzelnen Schritte zur Entwicklung des Lehrmaterials und der Zusammenstellung des Zusatzmaterials werden im Folgenden nun genauer beschrieben.

1.2.1 Ablauf der Studie

In Abb. 1.1 wird der Ablauf der NANA-Studie dargestellt. Nach einer kleinen Einführung zum Sinn und Zweck der Studie bekommen die Teilnehmer ein Informationsblatt und einen Erhebungsbogen ausgeteilt. Sie dürfen sich nun einen Snack aussuchen und werden gebeten an den installierten „Messstationen" ihre Körpergröße und ihr Gewicht zu messen und diese Angaben in den Erhebungsbogen -neben weiteren demographischen Angaben- einzutragen. Mit dem ausgefüllten Erhebungsbogen kommen die Teilnehmer dann zur Dateneingabe, wo ein Mitarbeiter des Lehrteams die Daten in ein entsprechendes Programm einträgt. Nach Abschluss der Dateneingabe bekommt jeder Proband eine Identifikationsnummer, die auf seinem Erhebungsbogen notiert wird. Nach Abschluss der Dateneingabe aller Probanden werden das Auswertungsprogramm gestartet und die Ergebnisse im Plenum vorgestellt. Zum Abschluss der Studie bekommt jeder Proband einen Ausdruck der Ergebnisse, der neben der Auswertung des Gesamtkollektivs auch die probandenspezifischen Informationen nochmals beinhaltet.

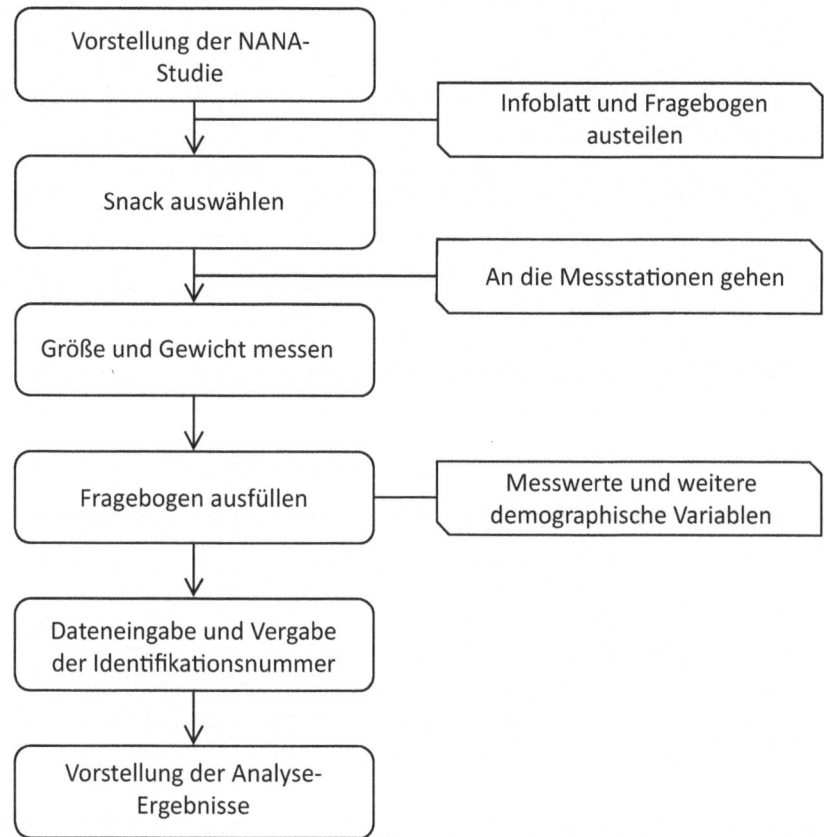

Abb. 1.1 Ablauf der NANA-Studie

1.2.2 Implementierung der Programme

Für die Umsetzung der Datenerfassung und -auswertung wurde die Statistiksoftware SAS® (Version 9) genutzt. Insgesamt basiert die Studienauswertung auf 6 Programmen und 2 Datensätzen, die unterschiedliche Aufgaben erfüllen. Die im Folgenden beschriebene Abfolge, in welcher die Programme ausgeführt werden müssen, kann nochmals im elektronischen Anhang in der Datei „*Lies mich.txt*" nachgelesen werden.

Zu Beginn muss das Programm „*nana.sas*" ausgeführt werden, welches alle notwendigen Pfade und Verzeichnisse und gegebenenfalls die Datei „*alle.sas7bdat*" anlegt, sofern diese aufgrund des erstmaligen Programmaufrufs noch nicht existiert. Diese Datei enthält alle bisher in die Studie eingeschlossenen Teilnehmer. Das Programm nana.sas greift dabei auf die beiden Programme „*u_nana_formate.sas*" und „*u_nana_windows.sas*" zu, die für das Anlegen entsprechender Formate der einzugebenden Variablen bzw. die Dateneingabe am Bildschirm zuständig sind.

Danach kann mit der Dateneingabe begonnen werden. Zunächst muss das Programm „*u_nana.sas*" einmal ausgeführt werden. Es öffnet sich dann automatisch ein Fenster, in das (Navigation per Maus oder Tabulatortaste) die im Erhebungsbogen notierten Daten eingetragen werden können. Zudem werden die eingegebenen Daten in den Dateien „*alle.sas7bdat*" und „*auswertung.sas7bdat*" abgelegt. Nach jeder Eingabe muss durch die Lehrkraft das Programm „*u_nana_macros.sas*" ausgeführt werden, um die Datei „*auswertung.sas7bdat*" zu aktualisieren und zu einem neuen Eingabefenster zu kommen. Ist die Dateneingabe abgeschlossen, kann die Auswertung mit dem Programm „*u_nana_auswertung.sas*" durchgeführt werden. Hierbei muss dem Programm eine Anfangs- und End-Identifikationsnummer übergeben werden, so dass für alle Probanden, die an diesem Tag an der Studie teilgenommen haben, ein entsprechender Ausdruck erstellt wird. Die entsprechenden rft-Outputs werden dann im Ordner „*ausgabe*" abgelegt.

1.2.3 Konzeption des Informationsblattes und des Erhebungsbogens

Den Teilnehmern der NANA-Studie wurde ein Informationsblatt zur Verfügung gestellt. Die grundlegenden Begrifflichkeiten aus dem Bereich der Medizinischen Biometrie, welche im Rahmen der Beispielstudie von Relevanz waren, wurden darin kurz erklärt. In den drei Abschnitten „Design der Studie", „Anliegen der Studie" und „Information zur Hauptzielgröße" fanden sich entsprechende Hinweise zur Definition einer nicht-randomisierten, offenen, prospektiven Erhebung, zur Formulierung des zugrunde liegenden Hyopthesenpaares, sowie zur Berechnung und Kategorisierung des BMI (siehe Anlage 1).

Für die Durchführung der NANA-Studie wurde zudem ein Erhebungsbogen konzipiert (siehe Anlage 2). Dieser umfasst die Abfrage der probandenspezifischen Informationen über „Geschlecht", „Geburtsdatum", „Wohnort", „Körpergröße (in cm)", „Körpergewicht (in kg)" und „gewählter Snack (Süßigkeit oder Knabberei)". Zusätzlich wird jedem Probanden eine Identifikationsnummer zugeordnet.

1.2.4 Vorbereitung der NANA-Studie

Um die NANA-Beispielstudie durchführen zu können, müssen im Vorfeld noch verschiedene Lehrmaterialen bereitgestellt werden. Es werden ein Laptop und ein Drucker benötigt. Auf dem Laptop sollte SAS® in der Version 9 installiert sein, da die Dateneingabe und –auswertungsprogramme dies Voraussetzen. Für den Ausdruck der Analyseergebnisse wird ein Drucker mit ausreichend Papier benötigt. Jeder Ausdruck ist probandenspezifisch und beinhaltet zum einen die persönlichen Daten, die abgegeben wurden, sowie eine zusammenfassende Analyse des Gesamtkollektivs. Über die zuvor vergebene Identifikationsnummer können die Ausdrucke den jeweiligen Probanden zugeordnet werden.

Zur Bestimmung der Zielgröße BMI werden eine Körperwaage und ein Meterstab pro „Messstation" benötigt. Wir haben stets zwei „Messstationen" aufgebaut, um die Studienteilnehmer bei der Zielgrößenerfassung etwas zu verteilen.

Je nach geplantem Umfang der Studie müssen im Rahmen der Vorbereitung ausreichend Snack-Artikel besorgt werden. Für die Kategorie „Süßigkeit" wurden verschiedene Schokoriegel (gleicher Größe) besorgt, für die andere Kategorie „Knabberei" wurden kleinportionierte Chips-, Salzstangen- und Erdnusspackungen gekauft.

1.2.5 Auswertung

Die probandenspezifischen Daten wurden in einer SAS®-Datei gespeichert und in Abhängigkeit des jeweiligen Merkmalstyps zunächst deskriptiv ausgewertet mit absoluten und relativen Häufigkeiten für qualitative Daten bzw. Mittelwert, Standardabweichung, Median, Minimum und Maximum für metrisch skalierte Daten. Ein Vergleich der medianen BMI-Werte von „Naschkatzen" und „Nagetieren" erfolgte mit dem unverbundenen Wilcoxon-Test bei einem zweiseitigen Signifikanzniveau von 5 %. Eine zusätzliche Prüfung auf Häufigkeitsunterschiede zwischen den beiden Gruppen hinsichtlich der jeweiligen BMI-Kategorie „leicht"-, „normal"- und „schwergewichtig" wurde mit dem exakten Test nach Fisher durchgeführt.

1.3 Beispielanwendung

Die NANA-Studie wurde konzipiert, um im Rahmen verschiedener Veranstaltungen der Medizinischen Fakultät der Universität Ulm einem breiten Publikum die Aufgaben der Medizinische Biometrie näher zu bringen. Insgesamt haben bisher ca. 250 Personen an der NANA-Studie teilgenommen.

Die Studie wurde bisher entweder in einem Standardseminarraum oder an einem Info-Stand im Foyer der Universität durchgeführt. Für die Vorbereitung der Veranstaltung sind 30–45 min einzuplanen. Zunächst wird das technische Equipment installiert: Ein Laptop mit lauffähiger SAS®-Version 9 und ein Drucker mit ausreichend Papier werden aufgestellt. Je nach Art der Einführung in die NANA-Studie bzw. einer umfangreicheren, vorgeschalteten Einführung in die Medizinische Biometrie und der jeweiligen Räumlichkeit ist zusätzlich die Installation eines Beamers und einer Leinwand notwendig, um entsprechende PowerPoint-Präsentationen zeigen zu können. Wird die NANA-Studie im Rahmen eines Info- oder Messestandes durchgeführt, so können die notwendigen Informationen rund um die NANA-Studie auch über entsprechend konzipierte Poster den Teilnehmern vermittelt werden. Entsprechend dem Rahmen und der erwarteten Anzahl an Studienteilnehmern werden anschließend 1–2 Messstationen vorbereitet. Pro Station wird ein Meterstab an einer Wand fixiert und eine Personenwaage aufgestellt. Zudem werden die zuvor ge-

```
***                 Vielen Dank für Ihre Teilnahme an der NANA-Studie              ***
 *        Studienteilnehmer insgesamt:      218    und am heutigenTag:     2        *

Ihre Daten
Ihre Identifikationsnummer:       2
Sie sind:                         fehlend
    wurden am:                    10.06.1963 geboren
    und sind heute, am:           12.01.2010, 46.6 Jahre alt.
Sie kommen aus:                   Baden-Württemberg,
    wählten eine:                 Knabberei und gehören somit in die Gruppe der > Nagetiere <
Bei einem Gewicht von:            52.4 kg
    und einer Größe von:          1.61 m
    sind Sie mit einem BMI von    20.2 kg/m² normalgewichtig.
```

Abb. 1.2 Ausgabe der Basisdaten eines Probanden

kauften Knabbereien und Süßigkeiten (für 30 Schüler ca. 30 EUR), welche die Teilnehmer auswählen dürfen, auf einem Tisch bereitgestellt. Da die Teilnehmer im Verlauf der Studie dazu aufgefordert sind einen Fragebogen auszufüllen, sollte für eine ausreichende Anzahl an zur Verfügung stehenden Kugelschreibern gesorgt werden.

Die Durchführung der NANA-Studie im Rahmen des angesprochenen Tages der Gesundheitsforschung an der Medizinischen Fakultät der Universität Ulm begann mit einer kleinen Vorstellung der Idee und des Ziels der Studie im Gesamtkollektiv. Danach wurden den Teilnehmern jeweils ein Fragebogen und ein Informationsblatt zur NANA-Studie und den wichtigsten Grundbegriffen der Medizinischen Biometrie ausgehändigt (siehe Anlagen 1 und 2). Bei der Durchführung der Studie im Rahmen des 40. Jahrestages der Universität Ulm wurde das NANA-Beispiel an einem Messestand den Interessierten vorgestellt, ohne dabei eine allgemeine Einführung geben. Die Teilnehmer informierten sich dabei an den bereits angesprochenen Postern und durch persönliche Gespräche mit den Mitarbeitern unseres Institutes. Jeder Interessierte, der zur Teilnahme bereit war, bekam dann ebenfalls den Fragebogen und das Informationsblatt.

Nachdem die Teilnehmer ihre Angaben zu gewähltem Snack, Geschlecht, Geburtsdatum, Wohnort, Körpergröße und Körpergewicht im Fragebogen notiert hatten, kamen sie zu einem unserer Mitarbeiter an den Laptop, um die Daten einzugeben. Nach Abschluss dieser Dateneingabe wurde jedem Teilnehmer eine Identifikationsnummer zugewiesen und auf seinem Fragebogen notiert. Ein Ausdruck der Ergebnisse konnte somit den Teilnehmern über ihre Identifikationsnummer eindeutig zugewiesen werden, den sie dann mit nach Hause nehmen konnten. Die Ergebnisse der Auswertungen wurden nach Abschluss der Dateneingabe dann im Plenum vorgestellt und erklärt. Bei der Durchführung der Studie am Messestand im Foyer wurde jedem Teilnehmer nach Übergabe des Ausdrucks die Ergebnisse erklärt.

Der Probanden-spezifische Ausdruck umfasst drei Bereiche: Zunächst erfolgt eine Ausgabe der Basisdaten des teilnehmenden Probanden (siehe Abb. 1.2). Es werden sowohl die im Fragebogen erhobenen Merkmale nochmals ausgegeben, als auch den auf der Basis dieser Angaben berechneten BMI des Probanden.

Im zweiten Teil wird die Hauptfragestellung der NANA-Studie beantwortet. Von primärem Interesse ist, ob sich Naschkatzen (Süßigkeit gewählt) von Nagetieren (Knabberei

Auswertung 1:

Gruppe	Ihr	Wert	BMI [kg/m^2]					
			Anzahl	Mittelwert	Standardabweichung	Minimum	Median	Maximum
> Naschkatzen <	-	-	142	21.8	4.1	11.7	22.1	40.8
> Nagetiere <	20.2	normal	76	22.7	4.5	13.7	22.9	33.0

Bewertung:
Der Unterschied zwischen den Gruppen
der > Naschkatzen < mit n = 142 Teilnehmern und der > Nagetiere < mit n = 76 Teilnehmern
ist für den BMI mit 22.1 kg/m^2 bzw. 22.9 kg/m^2
mit einer Wahrscheinlichkeit von 9.8% (Wert für den zweiseitigen Wilcoxon- Test) eher zufällig.

Auswertung 2:

Gruppe	Ihr	Wert	BMI (klassiert)							
			leicht		normal		schwer		Gesamt	
			Anzahl	Prozent	Anzahl	Prozent	Anzahl	Prozent	Anzahl	Prozent
> Naschkatzen <	-	-	28	12.8	90	41.3	24	11.0	142	65.1
> Nagetiere <	20.2	normal	15	6.9	39	17.9	22	10.1	76	34.9

Bewertung:
Für den klassierten BMI ergibt sich mit einer Wahrscheinlichkeit von
10.4% (Wert für den zweiseitigen Fisher- Test) ein eher zufälliger Unterschied.

Abb. 1.3 Zwei-Gruppen-Vergleich des medianen BMI mit dem Wilcoxon-Test bzw. der Häufigkeiten in BMI-Klassen mit dem exakten Test nach Fisher

gewählt) hinsichtlich des BMI unterscheiden. Die Auswertung umfasst zwei Ansätze: Zum einen werden die medianen BMI-Werte in beiden Gruppen mit dem Wilcoxon-Rangsummen-Test verglichen, zum anderen erfolgt eine Klasseneinteilung der BMI-Werte nach leicht-, normal- und schwergewichtig, um die entsprechenden Häufigkeiten anschließend mit dem exakten Test nach Fisher zu vergleichen (siehe Abb. 1.3). Für beide Auswertungsansätze wird eine separate Deskription der beiden Kollektive durchgeführt und jeweils der beim Probanden berechnete BMI-Wert mit angegeben. Nach 218 Studienteilnehmern ist zu erkennen, dass sich die Mehrheit (65 %) für Süßigkeiten entschieden hat.

Der mediane Unterschied zwischen Naschkatzen (22,1) und Nagetieren (22,9) liegt bei 0,8 Punkten auf der BMI-Skala. Bei den Naschkatzen sind 63 % (90 von 142) normalgewichtig, während bei den Nagetieren nur 51 % (39 von 76) im Normalbereich des BMI liegen. Beide Auswertungsansätze können einen signifikanten Unterschied zwischen Naschkatzen und Nagetieren nicht nachweisen, auch wenn die Beschreibung der Daten darauf hinweist, dass Naschkatzen tendenziell einen niedrigeren BMI haben und seltener als schwergewichtig eingestuft werden. Die insgesamt eher niedrigen medianen BMI-Werte in beiden Gruppen sind auf das überwiegend junge Alter der bisherigen Studienteilnehmer zurückzuführen.

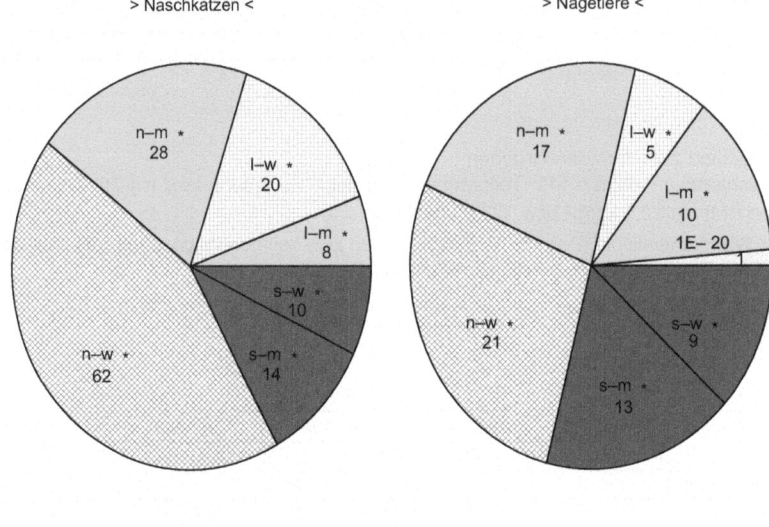

Abb. 1.4 Grafische Darstellung nach BMI-Klasse und Geschlecht

Im letzten Teil des Ausdrucks werden zwei Grafiken dargestellt, welche die Häufigkeiten der verschiedenen BMI-Klassen in Abhängigkeit des Geschlechts (siehe Abb. 1.4) und des Wohnortes abbilden, jeweils getrennt für beide Gruppen der Naschkatzen und Nagetiere.

Durch das aktivierende Lehrkonzept konnte erreicht werden, den Teilnehmern die Bedeutung des Faches Medizinische Biometrie für die medizinische Forschung anschaulich zu vermitteln. Gerade in mathematisch-naturwissenschaftlichen Fächern ist es sehr wichtig, Alternativen zu einem klassischen Frontal-„Unterricht" anzubieten, um die Hemmschwelle der Lernenden gegenüber den Lehrinhalten herabzusetzen. Eine interaktive Einführung in die Medizinische Biometrie ermöglicht es somit, dass die die grundlegenden Begrifflichkeiten und Konzepte der Planung und Auswertung klinischer Studien, sowie die Erzeugung statistisch-begründeter, wissenschaftlicher Evidenz in einer lockeren und angenehmen Lernumgebung vermittelt werden. Der Umstand, dass es sich bei dem beschriebenen Probandenkollektiv primär nicht um die Medizinstudenten von morgen handelt, sondern vielmehr um ein heterogenes Kollektiv von Oberstufenschülern mit den verschiedensten Interessen und Neigungen hinsichtlich der Wahl eines eventuellen Studienfaches, erfordert zusätzlich Engagement bezüglich der Motivation und Vorstellung des vorgestellten Fachbereichs.

1.4 Diskussion und Ausblick

Die Rückmeldungen der Teilnehmer unserer NANA-Studie waren bei jeder Durchführung sehr positiv. Es wurde von den Oberstufenschülern und Interessierten durchaus als Erleichterung empfunden, sich dem Fach Medizinische Biometrie über eine praktisch orientierte und interaktive Beispielstudie zu nähern, in deren Rahmen die wesentlichen Aspekte klinischer Studien vorgestellt, erklärt und diskutiert wurden.

Unabhängig von der Komplexität eines Lehrfaches sind interaktive Elemente im Rahmen einer Veranstaltung unserer Ansicht nach stets einem reinen Frontalunterricht vorzuziehen. Sie lockern die Lehr-Lern-Atmosphäre auf und ermöglichen insbesondere für Lehrfächer mit vorwiegend theoretischer Basis einen einfacheren Einstieg in die jeweiligen Themengebiete. Dies ist gerade für die Medizinische Biometrie beispielsweise sehr wichtig: Wie in der Einleitung bereits angemerkt, gehört das Fach bei Medizinstudenten nicht unbedingt zu deren favorisierten Fächern während des Studiums. Die Relevanz der Medizinischen Biometrie für den späteren Beruf als Arzt wird überwiegend, jedoch fälschlicherweise als eher niedrig eingestuft. Dabei ist die Kenntnis grundlegender Aspekte der statistischen Auswertung wissenschaftlicher Daten von entscheidender Bedeutung bei der Bewertung neuer Forschungserkenntnisse. Die Medizinische Biometrie liefert das Wissen, um die Angemessenheit eines Studiendesigns, einer Auswertungsmethode oder einer Ergebnisinterpretation beurteilen zu können.

Die NANA-Studie bietet die Möglichkeit zumindest in Ansätzen die grundlegenden Aspekte zu vermitteln. Die gesamte Konzeption dieser interaktiven Lehrveranstaltung orientiert sich dabei am klassischen Dreischritt der Lehre, welcher aus den drei Phasen Einstieg, Arbeitsphase und Abschluss besteht. Zunächst werden die Teilnehmer über einen entsprechenden Vortrag zu grundlegenden biometrischen Aspekten bzw. zum Ziel der NANA-Studie informiert und so eine Motivation der Lehrveranstaltung gegeben. Anschließend wird im Rahmen der Arbeitsphase durch das aktive Mitarbeiten der Lernenden idealerweise deren Interesse am Stoffgebiet durch die Teilnahme an einer „realen" Studie gefördert. Zuletzt erfolgt während der Abschlussphase eine Zusammenfassung und Vorstellung der Ergebnisse, sowie deren Bewertung im Kontext der zuvor formulierten, wissenschaftlichen Fragestellung.

Die NANA-Studie wurde bisher im regulären Studentenunterricht noch nicht eingesetzt. Ein hauptsächlicher Grund hierfür sind zeitliche Beschränkungen für die zu absolvierenden Lehrstunden innerhalb eines Semesters. Dennoch wäre eine Einbindung der NANA-Studie beispielsweise in die Einführungsveranstaltung der Vorlesung Medizinische Biometrie im Querschnittsfach Q1 durchaus sinnvoll und organisatorisch problemlos machbar, sofern dies mit den zeitlichen Restriktionen vereinbart werden könnte. Eventuell wäre hierzu eine Umstrukturierung der bisherigen Einführungsveranstaltung notwendig, um die NANA-Studie als aktivierendes Lehrelement mit in die Eröffnungsvorlesung einzubauen. Chronologisch sollte die NANA-Studie speziell in die Einführungsveranstaltung einer Vorlesung zur Medizinischen Biometrie eingebaut werden und nicht später, da sie deren motivierenden Charakter zusätzlich unterstützen würde. Alternativ wäre denkbar die NANA-Studie im Rahmen des vorlesungsbegleitenden Seminars einzubauen.

Beide Optionen würden spezifische Änderungen des beschriebenen Konzepts bedeuten. Eine Integration der Beispielstudie in die Vorlesung würde einen erhöhten Aufwand für die Datenerfassung und –eingabe bedeuten, da durchschnittlich 250 Studierende die Vorlesung besuchen. Um den zeitlichen Rahmen akzeptabel zu halten, müssten mehrere Messstationen und Laptops zur Dateneingabe bereitgestellt werden, was zu einer größeren Anzahl an unterstützenden Mitarbeitern oder Hilfskräften führen würde. Eine Aufnahme der NANA-Studie in das einführende Seminar zur Medizinischen Biometrie hätte die Konsequenz, dass zwar die Gruppengröße (20 Studierende) deutlich kleiner wäre und die Datenerfassung und –auswertung schneller gehen würde, jedoch müssten dennoch mehrere Mitarbeiter, die jeweils für eine Seminargruppe verantwortlich sind, in alle Details der Studie eingewiesen werden und mit dem entsprechenden Equipment ausgestattet werden.

Insgesamt denken wir, dass die notwendigen Änderungen akzeptabel sind, welche im Falle einer Integration der NANA-Studie in den regulären Studentenunterricht durchgeführt werden müssten, verglichen mit dem damit verbundenen Zugewinn an Motivation und Praxisnähe. Eventuelle Änderungen des bestehenden Konzeptes hinsichtlich der Größe des Studienkollektivs, der Programmstruktur und der Darstellung der Ergebnisse, sowie den damit verbundenen Kosten (z. B. erhöhte Ausgaben für Knabbereien und Süßigkeiten) müssen in Abhängigkeit der jeweiligen Situation diskutiert werden. Grundsätzlich kann die Integration der NANA-Studie in Vorlesungen oder Seminare zur Medizinischen Biometrie positiv dazu beitragen, dass die Hemmschwelle gegenüber unserem Fach herabgesetzt und im Rahmen einer lockeren Lehr-Lern-Atmosphäre ein Grundverständnis zur Bedeutung und den Konzepten statistischer Auswertungen in der Medizin vermittelt wird.

Anhang

Folgende elektronische Materialen zu diesem Beitrag finden Sie online:

- Informationen zur NANA-Studie
- Erhebungsbogen für die NANA-Studie
- Poster zur NANA-Studie
- Zip-Ordner „NANAStudie" mit allen Auswertungsprogrammen (kommentiert) und einer „Lies mich.txt"-Datei zur weiteren Erläuterung

Coole Biometrie – Eiskalt erwischt!

Iris Burkholder

Zusammenfassung

Dem Lehrgebiet Biometrie wird in der Regel seitens der Studierenden mit großer Skepsis begegnet. Die Studierenden der Humanmedizin befürchten, dass komplexe mathematische Berechnungen vermittelt werden sollen. Die große Herausforderung als Lehrender der Biometrie besteht darin, diese Skepsis zu verringern und zu vermitteln, dass praktische Aspekte der Planung und der Durchführung von Studien, als auch das kritische Hinterfragen, die Interpretation und Diskussion von Ergebnissen im Mittelpunkt der Veranstaltung stehen. Die Biometrie lebt von der vertrauensvollen Zusammenarbeit von Medizinern und Biometrikern. Hierfür will biometrische Lehre die Grundlagen vermitteln, um eine spätere erfolgreiche Zusammenarbeit beider Berufsfelder zu ermöglichen.

Besonders positiv wurden von Studierenden immer kleine biometrische Experimente aufgenommen, die im Rahmen der biometrischen Lehre angeboten wurden. Das hier dargestellte biometrische Experiment „Coole Biometrie – Eiskalt erwischt!" wurde im Sommersemester 2013 entwickelt und erstmals in der Lehre im Studiengang Humanmedizin an der Medizinischen Fakultät der Universität des Saarlandes in Homburg/Saar eingebunden. Es wurde anhand eines Eiswasser-Experimentes geprüft, ob sich das Schmerzempfinden bei weiblichen und männlichen Teilnehmern unterscheidet. Beim Eiswasser-Experiment müssen die Teilnehmer eine Hand so lange wie möglich in ca. 0–2.5 °C kaltes Eiswasser halten.

Zusätzliche Information ist in der Online-Version dieses Kapitels (doi:10.1007/978-3-642-54336-4_2) enthalten.

I. Burkholder (✉)
Department Gesundheit und Pflege, Hochschule für Technik und Wirtschaft des Saarlandes (HTW), Goebenstraße 40,
66117 Saarbrücken, Deutschland
E-Mail: iris.burkholder@htwsaar.de

Das Experiment zeichnet sich dadurch aus, dass es mit wenig Zeitaufwand und mit einfachen Materialien durchgeführt werden kann. Ergebnisse aus Eiswasser-Versuchen erfreuen sich populär-wissenschaftlich großer Beliebtheit, so dass aktuelle Schlagzeilen zur Motivation des Experimentes und der Studierenden herangezogen werden können und die Fragestellung auch vielfältig variiert werden kann. Die wesentlichen Aspekte bei der Planung und Durchführung klinischer Studien (Randomisation, Verblindung) können im Rahmen dieses Experimentes aufgezeigt werden. Zudem werden die Studierenden an das Lerngebiet der Ereigniszeiten herangeführt, zu dem bisher wenige Lehr-Materialien für praktische Experimente zu Verfügung stehen und das für Studierende der Medizin von hoher Relevanz für die spätere berufliche Tätigkeit ist. Letztlich dient dieses Experiment aber vorallem dazu, bei den Studierenden Begeisterung für wissenschaftliches Arbeiten und klinische Studien zu wecken und dennoch sollte bei aller Begeisterung nicht vergessen werden, auch Studiendesigns und Ergebnisse kritisch zu hinterfragen und zu diskutieren.

2.1 Einleitung

2.1.1 Studiengang

An der Medizinischen Fakultät der Universität des Saarlandes in Homburg/Saar habe ich seit dem WS 2008/2009 im Studiengang Humanmedizin einen Lehrauftrag u. a. für die praktische Übung im Querschnittsbereich „Epidemiologie, Medizinische Biometrie und Medizinische Informatik". Diese Übung ist eine Pflichtveranstaltung für Studierende im 1. oder 2. klinischen Semester (je nach Blockeinteilung) und findet wöchentlich mit 2 SWS statt. Ergänzt wird die Pflichtveranstaltung zwar durch die zwei fakultativen Vorlesungen „Medizinische Biometrie" und „Epidemiologie und Medizinische Informatik". Allerdings sind diese beiden fakultativen Veranstaltungen vermutlich aufgrund der hohen Arbeits- bzw. Lernbelastung im Medizinstudium und dem mangelnden Interesse für das Fach Biometrie nur schwach besucht, so dass das verpflichtende Praktikum nicht nur aus praktischen Übungen und Anwendungen besteht, sondern auch in der Vermittlung der theoretischen und methodischen Grundlagen. Am Ende des Semesters findet eine Klausur über die Inhalte des Praktikums statt. Voraussetzung für die Zulassung zur Klausur ist die Anwesenheit an 85 % der Termine des Praktikums. Pro Semester nehmen insgesamt ca. 120 Studierende am Praktikum teil. Diese werden in 6 Gruppen mit jeweils ca. 20 Studierenden eingeteilt.

Im Verlauf der 5 Jahre, in denen ich diese Veranstaltung durchgeführt habe, habe ich festgestellt, dass die anfangs vorhandene Skepsis gegenüber dem Lehrfach Biometrie verringert oder sogar abgebaut werden kann, wenn es gelingt zu vermitteln,

- dass nicht komplizierte Berechnungen im Mittelpunkt der Lehre stehen, sondern Aspekte der Planung und Durchführung von Studien, sowie das Hinterfragen, die Interpretation und die Diskussion der Ergebnisse.
- dass klinische Studien geprägt sind u. a. durch eine effiziente Kooperation von Medizinern und Biometrikern, d. h. zum Gelingen einer Studie können beide Fachrichtungen durch gegenseitiges Verständnis und eine gute Absprache beitragen. Deshalb will biometrische Lehre im Studium der Humanmedizin keine „Statistiker" ausbilden, sondern es sollen die Grundlagen vermittelt werden, um eine spätere erfolgreiche Zusammenarbeit der beiden Berufsfelder zu ermöglichen.

Besonders rege Beteiligung der Studierenden der Lehrveranstaltung entstand immer dann, wenn Beispiele aus der Praxis und dem Alltag der Studierenden besprochen wurden oder auch wenn populär-wissenschaftliche Studien vorgestellt und Ergebnisse kritisch hinterfragt wurden.

2.1.2 Idee

Das internationale Jahr der Statistik 2013 hat mich dazu motiviert, im Sommersemester 2013 ein besonderes biometrisches Experiment mit den Teilnehmern meiner Übungsgruppe im Rahmen dieses Praktikums durchzuführen. Dabei gab es folgende Aspekte zu berücksichtigen:

- Zeitlich durfte das Experiment nicht zu aufwändig sein, um in meiner Übungsgruppe den vorgegebenen Lernstoff und die Klausur relevanten Themen parallel zu den anderen Übungsgruppen dennoch durchführen zu können.
- Als externer Dozent hatte ich weder personelle noch sachliche Mittel für das Experiment zur Verfügung.
- Die zugrunde liegende Methodik des Experimentes sollte von hoher praktischer Relevanz für die Studierenden der Humanmedizin sein und wenn möglich aus einem Gebiet für das noch wenig Experimente zur Verfügung stehen.
- Vor allem sollte bei den Studierenden Begeisterung für klinische Studien geweckt werden und dennoch sollten bei aller Begeisterung nicht vergessen werden, Studiendesigns und Ergebnisse kritisch zu hinterfragen und zu diskutieren.

Während der Hitzeperiode Mitte Juni 2013 im völlig überhitzen Hörsaal kam dann die Idee des Experimentes „Coole Biometrie – Eiskalt erwischt", das im nächsten Abschnitt ausführlich beschrieben wird.

2.2 Methodik

2.2.1 Experiment

Da in meiner Übungsgruppe mit 22 Studierenden das Geschlechterverhältnis perfekt balanciert war (11 weibliche und 11 männliche Teilnehmer) bot es sich an, eine Fragestellung zu wählen, die geschlechtsspezifische Unterschiede thematisiert. Weiterhin sollte als Zielgröße eine Ereigniszeit gewählt werden, da zum einen in diesem Bereich bisher wenig praktische Experimente bekannt sind und zum anderen Ereigniszeiten eine wesentliche Rolle als primäre Endpunkte in klinischen Studien spielen und somit dieses Thema von hoher praktischer Relevanz für die Studierenden ist. Insbesondere sollte im Experiment die Besonderheit der zensierten Beobachtungen dargestellt werden. Eine Literaturrecherche hat ergeben, dass geschlechtsspezifische Unterschiede im Schmerzempfinden mit einem zeitlich sehr kurzen und mit einfach verfügbaren Materialen durchzuführenden Experiment untersucht werden kann – dem sogenannten Eiswasser-Experiment. Hierbei müssen die Versuchsteilnehmer eine Hand so lange wie möglich, aber maximal 150 s in ca. 0–2,5 °C kaltes Eiswasser halten.

2.2.2 Material

Für das Experiment selbst werden folgende Materialien benötigt:

- 2 gleiche Gefäße* mit ca. 25 cm Höhe (z. B. normaler Büromülleimer)
- Scherbeneis oder Eiswürfel (bei 2 Gefäßen ca. 4 kg)
- Kochlöffel/Holzlatte zum Umrühren
- Thermometer
- 2 Stoppuhren (z. B. Handy)
- 2 Erfassungsbögen (im Anhang verfügbar)
- Kärtchen mit Randomisierungsnummer (im Anhang verfügbar)
- Handtücher/Küchenrolle
- 1 Notebook mit statistischer Software (SAS, SPSS, R)
- Beamer

*Es wurden 2 Gefäße eingesetzt, um das Experiment schneller durchführen zu können und um die Randomisation zu veranschaulichen.

2.2.3 Vorbereitung

Zunächst erfolgt die Herstellung von Eiswasser in den beiden gleichen Gefäßen. Wir haben normale Plastik-Büromülleimer (Höhe 26 cm, Durchmesser 24 cm) und Scherbeneis für das Experiment verwendet. Durch die große, trocken ausgefrorene Oberfläche des Scherbeneises erfolgt eine schnellere Abkühlung als z. B. durch Eiswürfel. Scherbeneis kann an Tankstellen oder im Gastronomiehandel erworben werden (8 kg kosteten 3,50 €). Für die 2 verwendeten Gefäße wurden insgesamt ca. 4 kg benötigt.

Zur Herstellung des Eiswassers wurde jedes Gefäß zu 2/3 mit Scherbeneis und zu 1/3 mit kaltem Leitungswasser gefüllt. Wichtig ist gutes Umrühren. Es zeigte sich, dass die Temperatur sehr gut über den Experimentier-Zeitraum gehalten wird. Wir haben mit dieser Herstellung eine Temperatur von 0.2 °C erreicht und nach ca. 30 min Experiment stieg die Temperatur lediglich auf 0.4 °C an (an einem Sonnentag im Sommersemester).

Zur Vergleichbarkeit der Ergebnisse muss darauf geachtet werden, dass in beiden Gefäßen die gleichen Versuchsbedingungen (Temperatur) erreicht wird. Deshalb wurde die Temperatur während des Experimentes konstant mit dem Thermometer überprüft. Um Strukturgleichheit zu erreichen, erfolgt eine Randomisierung der Studierenden auf die beiden Gefäße. Das Geschlecht wird dabei als Stratifizierungsvariable verwendet. Dazu werden die Nummern 1–11 separat auf einzelne Kärtchen gedruckt einmal in blauer und einmal in roter Schrift. Die Studierenden ziehen dann chronologisch beim Eintreffen im Hörsaal vom Stapel die nächste freie Randomisationsnummer (Frauen vom roten Stapel, Männer vom blauen Stapel). Um die Studienergebnisse nicht zu verzerren, werden die Studierenden bzgl. der Studienfragestellung zunächst verblindet.

2.2.4 Durchführung

Nach der Randomisation und einer kurzen Einführung des Experimentes beginnen die Studierenden sofort an dem ihnen zugeteilten Gefäß nacheinander so lange wie möglich, aber maximal 150 s die Hand in das Eiswasser zu halten. Eine obere Grenze wird eingesetzt, um Kälteschäden zu vermeiden und dient der Veranschaulichung von zensierten Beobachtungen. Um Beobachtungsgleichheit zu erreichen, werden 2 feste Zeitnehmer zu Beginn des Experimentes bestimmt, die jeweils nach der Hälfte die Gefäße wechseln. Diese geben ein Startsignal zum Eintauchen der Hand und stoppen die Zeit vom Eintauchen der Hand in das Eiswasser bis zum Beginn des Herausziehens der Hand. Auf den Erfassungsbögen werden dann pro Teilnehmer das Geschlecht, die Nummer des Gefäßes, die Zeit in Sekunden, sowie der Status (Schmerz oder Experiment abgebrochen) erfasst. Vor Beginn jeden Experimentes wird jeweils die Temperatur des Eiswassers kontrolliert und ggf. korrigiert.

2.2.5 Auswertung

Bereits während des Experimentes kann damit begonnen werden, die Daten in die statistische Software einzugeben. Nach Abschluss des Experimentes und nach Eingabe aller Daten werden die Daten mit Methoden der Überlebenszeiten ausgewertet. Es werden mediane Zeit im Eiswasser getrennt nach Geschlecht berechnet und die Daten grafisch mit Hilfe der Kaplan-Meier Kurve dargestellt. Letztlich wird der p-Wert des logrank Tests berechnet, um die zugrundeliegende Fragestellung zu prüfen, ob sich Zeitdauer im Eiswasser bei Frauen und Männer als Indikator des Schmerzempfindens signifikant unterscheidet.

2.2.6 Diskussion

Anhand dieses Experimentes können die wesentlichen Elemente der Planung, der Durchführung, der Dateneingabe, der Auswertung und der Interpretation der Ergebnisse von klinischen Studien veranschaulicht werden:

- Strukturgleichheit – Randomisation
- Beobachtungsgleichheit – Verblindung, Einweisung der Zeitnehmer, keine wechselnden Zeitnehmer
- Behandlungsgleichheit: Ständige Kontrolle der Versuchsbedingungen (Temperatur)
- Struktur der Dateneingabe (1 Zeile pro Proband, 1 Spalte pro Merkmal)
- Zensierte Beobachtungen
- Überlebenszeitanalyse (mediane Zeiten, Kaplan-Meier-Kurve, logrank Test)
- Diskussion der Studienergebnisse (Chancen, Grenzen, weiterer Forschungsbedarf).

Die methodische Erarbeitung dieser Aspekte erfolgte nach dem Experiment anhand eines vorbereiteten Foliensatzes (im Anhang verfügbar).

2.3 Beispielanwendung

„Coole Biometrie- Eiskalt erwischt!" wurde im Sommersemester 2013 in einer Übungsgruppe mit 22 Studierenden der Humanmedizin an der Universität des Saarlandes/Homburg durchgeführt.

Die Studierenden wurden bei Eintreffen im Hörsaal gebeten chronologisch und getrennt nach Geschlecht sich ein Kärtchen mit der Randomisationsnummer vom vorbereiteten Stapel zu nehmen (siehe Abb. 2.1). Weitere Informationen wurden den Studierenden zunächst nicht gegeben, um die Spannung zu erhöhen.

Im Hörsaal fanden die Studierenden dann die bereits mit dem Eiswasser gefüllten Gefäße an zwei unterschiedlichen Tischen vor, was die Spannung nochmals erhöhte und zu zahlreichen Spekulationen führte (siehe Abb. 2.2).

Dann wurde anhand der vorbereiteten Folien das Experiment eingeführt. Dabei wurde den Studierenden aber zunächst nur mitgeteilt, dass es sich um ein Experiment zum Schmerzempfinden handelt. Bezüglich der genauen Fragestellung, nämlich ob ge-

Abb. 2.1 Randomisation

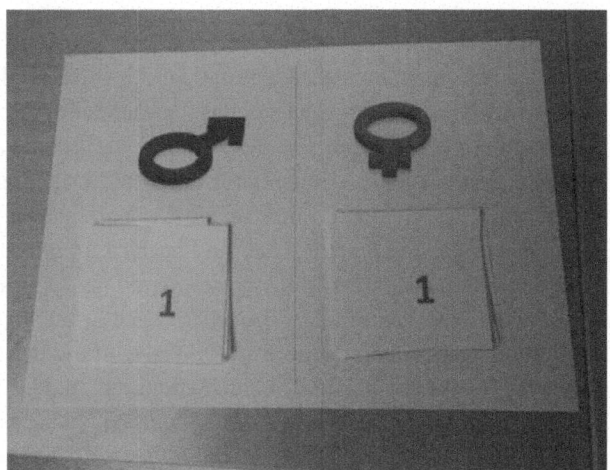

Abb. 2.2 Gefäße mit Eiswasser

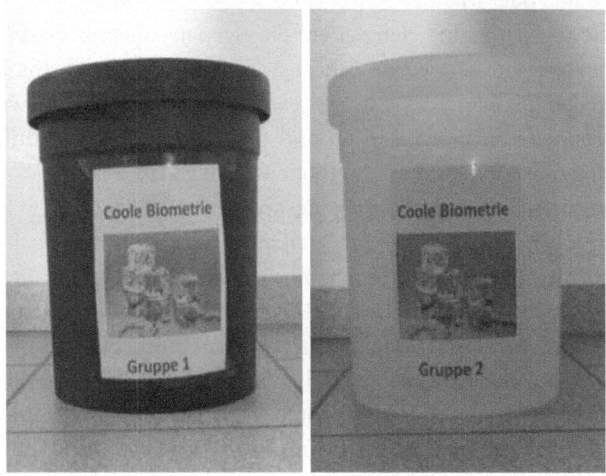

schlechtsspezifische Unterschiede existieren, blieben die Studierenden bis nach Durchführung des Experimentes verblindet, um so Verzerrungen der Ergebnisse zu vermeiden. Es wurde gemeinsam mit den Studierenden erörtert, mit welchen Maßnahmen bei diesem Versuch Strukturgleichheit, Beobachtungsgleichheit und Behandlungsgleichheit erreicht werden könne. Die Studierenden mussten anhand ihrer Randomisationsnummer und der Randomisationsliste die für sie zufällig zugeordnete Gruppe ablesen und sich auf ihrem Zettel mit der Randomisationsnummer notieren. Anschließend wurden die Zeitnehmer eingewiesen. Um auch hier Verzerrungen zu vermeiden, wurden eine weibliche und ein männlicher Teilnehmer für die Zeiterfassung ausgewählt. Die Zeitnehmer wurden darauf hingewiesen, das Ergebnis lediglich auf dem Erfassungsbogen zu notieren und nicht den Studierenden mitzuteilen. Die Studierenden wurden aufgeklärt, dass die Teilnahme am Experiment freiwillig ist und dass sie auch während des Experimentes ihre Einwilligung ohne Angabe von Gründen zurückziehen können. Die Zeitnehmer haben zunächst gegenseitig das Experiment durchgeführt und danach wurden alle anderen Studierenden gebeten einzeln an dem jeweiligen Gefäß das Experiment durchzuführen.

Vor und regelmäßig während des Experimentes wurde an beiden Gefäßen mit einem digitalen Thermometer die Temperatur überprüft. Dabei zeigte sich, dass sich die Temperatur über das gesamte Experiment relativ konstant hielt (selbst an einem Sommertag). Zu Beginn betrug die Temperatur 0.2 °C und nach ca. 30 min stieg sie lediglich auf 0.4 °C an.

Schon während der Durchführung des Experimentes wurde begonnen, die Daten in ein vorbereitetes Excel-Dokument einzugeben. Nach Erhebung aller Daten wurden die Daten mit Methoden der Überlebenszeit unter Verwendung des SAS® Entreprise Guide ausgewertet. Die Ergebnisse wurden anschließend direkt in den Foliensatz übertragen.

Nach Beendigung des Experimentes wurden zunächst die Studierenden bezüglich der konkreten Fragestellung des Geschlechtervergleichs entblindet. Hierzu wurden zwei Schlagzeilen: „Leiden Männer anders" von WDR Quarks (2005) und „1000 Fragen: Halten Frauen oder Männer Schmerz besser aus?" aus Spiegel online (2010) verwendet. So wurde die Spannung und Neugier auf die eigenen Ergebnisse erhöht. Bevor diese allerdings präsentiert wurden, wurde zunächst methodisch das Thema Ereigniszeiten und deren Auswertung anhand der vorbereiteten Folien behandelt. Es wurden die wesentlichen Eigenschaften von Ereigniszeiten und deren Auswertung mithilfe der Kaplan-Meier Methode eingeführt, bevor diese Methoden dann ganz konkret zur Auswertung der eigenen Daten aus dem Experiment verwendet wurden.

In unseren Daten zeigte sich ein Trend, dass männliche Teilnehmer die Hand länger im Eiswasser halten können als weibliche Teilnehmerinnen. Allerdings war der log-rank Test nicht signifikant ($p=0{,}28$). Dies führte zu einer großen Zufriedenheit der weiblichen Teilnehmer und zu einer leichten Enttäuschung der männlichen Teilnehmer. Hier bot sich aber an, nochmals kritisch die Interpretationsmöglichkeiten der Ergebnisse (es wurde nicht bewiesen, dass kein Unterschied vorhanden ist) und mögliche Auswirkungen der kleinen Fallzahl auf das Ergebnis zu diskutieren.

Zeitlicher Ablauf des Experimentes (ca. 50 min)

- Einführung in Experiment: ca. 5 min
- Durchführung des Experimentes bei 2 Gefäßen und 22 Teilnehmern: ca. 20 min
- Auswertung: ca. 5 min
- Methodik Ereigniszeiten: ca. 10 min
- Eigene Ergebnisse und Diskussion: ca. 10 min

2.4 Diskussion und Ausblick

2.4.1 Grenzen

Problematisch könnten sich Störfaktoren auf das Experiment auswirken, die nicht kontrollierbar sind und die Effekte verzerren. Mit dem derzeitigen Versuchsaufbau wäre es denkbar, dass die Probanden unter Beobachtung der Kommilitonen ein Konkurrenzdenken entwickeln, das dazu führt, die Hand länger im Eiswasser zu belassen als dies ohne Beobachtung wäre. Es wird diskutiert, dass dieser Effekt bei den männlichen Teilnehmern stärker ausgeprägt ist als bei den weiblichen. Sollte es die Zeit bzw. Raumsituation erlauben, wäre es sicher vorteilhaft das Experiment in einem separaten Raum von jedem Teilnehmer einzeln durchzuführen.

2.4.2 Chancen und Anwendungsmöglichkeiten

Dieses Experimentes kann mit wenig Zeitaufwand und mit einfachen Materialien durchgeführt werden. Es kann an ein Lerngebiet herangeführt werden, zu dem bisher wenig Lehr-Materialen zur Verfügung stehen. Zudem können alle wesentlichen Aspekte der Planung und Durchführung klinischer Studien aufgezeigt werden.

Da sich dieses Themengebiet populär-wissenschaftlich großer Beliebtheit erfreut, steht eine Reihe Schlagzeilen zur Verfügung, mit denen Spannung erzeugt, die Aufmerksamkeit erhöht und das Thema motiviert werden kann. Beispielsweise

- Leiden Männer anders? (WDR, Quarks 03.05.2005)
- Lachen gegen Schmerzen? (WDR, Quarks, 10.03.2009)
- Eiswassser-Experiment: Was Männer für eine hübsche Frau auf sich nehmen (Spiegel online, 17.02.2005)
- Fluchen und Schimpfen helfen gegen Schmerz (3sat, 13.07.2009 und Stephens R et al. (2009): Swearing as a response to pain. Neuroreport 20: 1056–1060)

Das Experiment könnte z. B. dahingehend ausgeweitet werden, dass das Experiment pro Proband zweimal durchgeführt wird, um die Frage zu klären, ob Fluchen Schmerzen lindern kann. Dabei sollen die Probanden bei einem Versuch an ein vorher festgelegtes neutrales Wort denken (Tisch, Stuhl, etc.) während beim anderen Versuch an ein vorher festgelegtes Schimpfwort. Denkbar wäre auch die Hypothese zu prüfen, ob Probanden vor unbekannten Personen die Hand früher aus dem Eiswasser ziehen, als vor Kommilitonen. Das Themengebiet der Schmerzempfindung gemessen durch den Eiswasser-Versuch lässt sich somit unter verschiedensten Bedingungen durchführen und ist sehr flexibel an unterschiedliche Lernsituationen, Lerngruppen und Zeitvorgaben anzupassen.

Anhang

Folgende elektronische Materialen zu diesem Beitrag finden Sie online:

- Erfassungsbogen der Ergebnisse
- Foliensatz zur Erarbeitung der Methodik

Erhöhen Youtube-Videos auch Deinen Puls?

Durchführung einer randomisierten klinischen Studie in den Übungen der Biometrievorlesung des Studiengangs Humanmedizin

Theodor Framke

Zusammenfassung

Vorlesungen über Biometrie oder medizinische Statistik zählen erfahrungsgemäß nicht zu den Lieblingsfächern von Medizinstudenten[1]. Zu dem Zeitpunkt der Lehrveranstaltung liegt die Doktorarbeit der meisten Studenten noch in der Zukunft, ebenso wie ihnen die Bedeutung des Fachs noch nicht klar ist. Die hier vorgestellte Lehreinheit soll das Interesse an Biometrie wecken und sich dem Thema auf einem realitätsnahen Weg nähern. Die Teilnehmer können sowohl aus Patientensicht als auch aus Sicht des Studienpersonals hautnah erfahren, was die Teilnahme an einer klinischen Studie bedeutet. Sie werden somit zum Teil ihrer eigenen Studie und können damit leichter einen Zugang zu dem weiten Feld der klinischen Forschung – hier mit dem Schwerpunkt Biometrie – erfahren.

Die Lehridee bezieht sich auf die Vorlesung Biometrie für Studenten der Humanmedizin und wurde im Juni 2013 in der Praxis durchgeführt. Das Studium an der Medizinischen Hochschule Hannover (MHH) ist durch den Modellstudiengang HannibaL (Hannoversche integrierte berufsorientierte adaptive Lehre) geprägt, dessen Ziel eine bessere Verbindung zwischen klinischer Medizin und theoretischem Wissen ist. Ein wichtiges Ziel der Unterrichtseinheit war es, den Studenten abseits der Theorie ein Bild

---

Zusätzliche Information ist in der Online-Version dieses Kapitels (doi:10.1007/978-3-642-54336-4_3) enthalten.

---

[1] Aus Grunden der Lesefreundlichkeit wird nur die mannliche Form verwendet, die die weibliche Form mit einschließt.

T. Framke (✉)
Institut für Biometrie, Medizinische Hochschule Hannover, Carl-Neuberg-Straße 1,
30625 Hannover, Deutschland
E-Mail: framke.theodor@mh-hannover.de

von Aspekten der Planung, des Ablaufs und der Auswertung einer klinischen Studie zu vermitteln.

Nicht zu vernachlässigende Faktoren sind Klausurendruck und Vorbehalte gegen das Fach Biometrie.

3.1 Einleitung

Zu Beginn der 1990er Jahre hat der Hollywoodfilm „Jurassic Park" nicht nur für volle Kinosäle gesorgt. Die umstrittene Altersfreigabe ab 12 Jahren führte zu der Diskussion in der deutschen Presse, ob die Filmszenen nicht zu aufregend für Jugendliche seien. Lässt sich die Auswirkung spannender Filme auf den menschlichen Körper nachweisen? Basierend auf diesem Gedanken ist mir die Idee gekommen, die Thematik in einem Experiment zu untersuchen, bei dem ein ruhiges Video im Vergleich zu einem aufregenden Video gezeigt wird. Es sollen dabei die Auswirkungen auf Vitalparameter gemessen und analysiert werden.

Das hier vorgestellte Experiment wurde im Rahmen der Biometrie-Veranstaltung für den Studiengang Humanmedizin an der Medizinischen Hochschule Hannover als klinische Studie durchgeführt. Es handelt sich dabei um ein Pflichtfach im dritten Studienjahr, welches Teilgebiet des Querschnittsfachs MSE_P_304 (Epidemiologie, Biometrie und Medizinische Informatik) ist. An der MHH findet die Biometrie-Lehre in 3 Tertialen pro Jahr statt, d. h. pro Jahr werden drei Biometrievorlesungen blockweise über einen Zeitraum von jeweils drei Wochen durchgeführt. In jedem Studienjahr nehmen etwa 300 Studenten an den Lehrveranstaltungen teil, was bedeutet, dass mit ca. 100 Studenten pro Tertial zu rechnen ist. Neben den anderen Fächern des Querschnittsfachs umfasst das Fach Biometrie 10 Doppelstunden Vorlesungen, 12 Doppelstunden Übungen und wird mit einer 45 minütigen Klausur abgeschlossen. Meistens werden die Studenten in 4 Übungsgruppen à 25 Teilnehmer aufgeteilt. Alle Übungsgruppen finden täglich und parallel statt. Eine Anwesenheitspflicht besteht nicht. Die Themengebiete der Vorlesung sind eng an relevante statistische Aspekte bei klinischen Studien angelehnt und umfassen unter anderem: deskriptive Statistik, Binomialtest, t-Test, Konfidenzintervalle, Fallzahlplanung, Multiplizitätsprobleme, Überlegenheits-/Nichtunterlegenheits-/Äquivalenzfragestellungen, Diagnosestudien, Überlebenszeitanalyse und Meta-Analyse. Die Vorkenntnisse zu der Vorlesung beschränken sich nur auf Mathematik-/Statistikkenntnisse aus der Schule, da Biometrie nicht Inhalt des ersten Abschnitts der ärztlichen Prüfung ist. Nähere Informationen zu dem Studiengang und dessen Aufbau finden sich unter http://www.mh-hannover.de/hannibal. html und http://www.mh-hannover.de/25623.html (zuletzt abgerufen am 28.09.2013).

Im folgenden Kapitel sollen zunächst die benötigten Materialien und der Ablauf kurz beschrieben werden. Kapitel 3.3 geht konkret auf die Umsetzung ein und illustriert die Lehridee durch Ergebnisse und Bilder. Abschließend werden die Erfahrungen in Kapitel 3.4 reflektiert und ein Ausblick auf die zukünftige Umsetzung und Variation der Lehridee gegeben. Die in der Lehreinheit ausgeteilten Materialien befinden sich im Anhang.

3.2 Methodik

3.2.1 Benötigte Materialien

Für die Durchführung werden die folgenden Materialien benötigt:

- Blutdruck- und Pulsmessgerät
- Computer mit Internetzugang
- Tabellenkalkulationsprogramm (z. B. Excel)
- Statistik-Software
- mind. ein Raum mit Tischen und Stühlen
- 2–3 Helfer
- Kopfhörer

3.2.2 Durchführung

Vor der Teilnahme an der Studie sollten einige vorbereitende Maßnahmen getroffen werden, damit ein reibungsloser Ablauf gewährleistet ist. In vorhergehenden Unterrichtseinheiten kann die Studie schon einmal aus biometrischer Sicht „geplant" werden, um einen weiteren Erkenntnisgewinn zu erlangen. Ein guter Ausgangspunkt für eine Planung stellt die Vorlage für ein Clinical Trial Outline (CTO) des Bundesministeriums für Bildung und Forschung dar, abrufbar unter
http://www.gesundheitsforschung-bmbf.de/_media/CLINICAL_TRIAL_OUTLINE_APPLICATION_form_2013.doc; zuletzt abgerufen am 28.10.2013. Die Bearbeitung des ganzen Outlines – oder auch nur der Synopse – führt zwangsläufig dazu, dass sich ein klinischer Forscher mit biometrischen Themen auseinandersetzen muss.

Am Tag der Studiendurchführung bietet es sich je nach Größe der Übungsgruppe an, bei der Durchführung nach dem „Stationsprinzip" zu verfahren, um so die Zeit effizienter zu nutzen und um Leerläufe zu vermeiden. Konkret kann ein Konzept wie folgt gestaltet werden:

Einteilung in zwei Hälften. Gruppe 1 bekommt eine Aufgabe gestellt, die sie bearbeiten soll. Ein Beispiel befindet sich online im Anhang; hier sollen sich die Studenten Gedanken zur strukturierten Datenerfassung machen und Fehlerquellen erkennen. Natürlich kann auch ein beliebiges anderes Thema bearbeitet werden. Gruppe 2 führt währenddessen die eigentliche Studie durch. Nachdem alle Teilnehmer aus Gruppe 2 die Studie beendet haben, wird gewechselt, so dass Gruppe 2 jetzt das Aufgabenblatt bearbeitet und Gruppe 1 die Studie durchführt. Es sollte darauf geachtet werden, dass hierfür zwei die Gruppen trennende Räumlichkeiten genutzt werden, um einen Informationsaustausch zu vermeiden.

Der experimentelle Teil des Versuchs besteht darin, den Studenten universelle Abläufe (auch aus Patientensicht) einer randomisierten klinischen Studie zu veranschaulichen und zu verdeutlichen, welche Voraussetzungen an eine Studie geknüpft sind. Es beginnt mit einem Aufklärungsgespräch durch einen Studienarzt. Erst nach freiwilliger, schriftlicher Zustimmung zu der Studie und nach Überprüfung der Ein- und Ausschlusskriterien kann eine Teilnahme erfolgen. Der nächste Schritt besteht in einer zentralen Randomisierung. Die Idee dahinter ist die Verdeutlichung des *admission before allocation*-Prinzips, gerade vor dem Hintergrund einer offenen Studie. Erst danach beginnt die Intervention, die durch das Anschauen eines Videos und dem Messen von Vitalparametern ausgedrückt wird. Auch hier soll gelten, dass die Teilnehmer das Recht haben, ohne Angabe von Gründen die Studie abzubrechen und unter bestimmten Umständen auch den Therapiearm zu wechseln. Dies stellt die Auswertung vor neue Herausforderungen, sollte aber dort reflektiert werden (Umgang mit fehlenden Werten, ITT-Prinzip).

Eine Aufgabenstellung für die aktuellen Teilnehmer des ‚nichtexperimentellen' Teils befindet sich online im Anhang und behandelt das Thema ‚Aufbau einer Datenmatrix'. Die Studenten sollen erkennen, welche Struktur sich für eine solche Tabelle eignet und welche Fehler beim Einlesen in eine Statistiksoftware passieren können. Insbesondere für medizinische Doktorarbeiten kann diese Aufgabe hilfreich sein.

Eine Methode, um eine Erwartungshaltung aufzubauen und abzufragen, bietet der *Meinungsstrahl*. Der Meinungsstrahl hat zwei Enden, die zwei gegensätzliche Einschätzungen widerspiegeln. Hier am konkreten Beispiel lassen sich die Einschätzungen ‚Ich vermute, dass das Ergebnis der Studie positiv oder negativ ausfällt' visualisieren. Die Teilnehmer werden gebeten ihre Einschätzung durch das Aufkleben eines Post-its oder das Markieren mit einem Stift zu geben. Das gleiche Procedere lässt sich zeitlich versetzt wiederholen, um so mögliche Veränderungen zu erkennen.

Im Anschluss an die Übungsstunde können die Studenten anhand der erhobenen Daten ihre erste eigene Auswertung durchführen. Die Methoden haben sie dazu in der Vorlesung und den vorangegangenen Übungen kennengelernt; im Studienprotokoll wurde die genaue Auswertung spezifiziert.

3.3 Beispielanwendung

3.3.1 Planungsphase

Die Biometrie-Vorlesung für das CAB-Tertial des dritten Studienjahres hat sich vom 03.06. bis zum 21.06.2013 erstreckt. Bedingt durch den engen Zeitplan und die täglich neu hinzukommenden Vorlesungsinhalte war es nicht ganz einfach, einen optimalen Termin für die Durchführung des Experimentes zu finden, da die Studenten einerseits zu dem Zeitpunkt ein gewisses Vorwissen haben mussten und andererseits der Termin nicht direkt vor der Klausur stattfinden sollte. Als Termin wurde Freitag, der 14.06.2013, gewählt. An den vier vorangehenden Tagen wurde der Übungsstoff etwas zügiger bearbeitet, so dass gegen Ende der Doppelstunde noch ca. 10–15 min zur Vorbereitung und Planung zur Verfügung standen. Den Studenten wurde vorab die Aufgabenstellung (siehe Anhang online) ausgeteilt.

Die Vorbereitung beinhaltete Themen, die aus biometrischer Sicht bei der Planung einer Studie einen großen Stellenwert einnehmen.

1. Da die Aufgabenstellung recht ungenau war, galt es als erstes, eine konkrete Fragestellung zu formulieren und daraus Null- und Alternativhypothesen abzuleiten. Basierend auf dem Wissen aus der Vorlesung, sollten die Studenten über verschiedene Designs nachdenken und daraus ableiten, dass sich eine zweiarmige, randomisierte Studie im Parallelgruppendesign anbietet, um die Frage zu beantworten.
2. Als nächstes sollte überlegt werden, was geeignete Endpunkte wären, um sich der Fragestellung zu nähern. Auch sollte die Wichtigkeit der Endpunkte eingeschätzt werden (primäre vs. sekundäre Endpunkte). Als primärer Endpunkt wurde die Differenz der maximalen Pulsrate während der Intervention und der Baseline-Pulsrate festgelegt (max PR minus BL-PR). Eine weitere Aufgabe beinhaltete die Reflektion, wie dem Problem möglicher Verzerrungen begegnet werden kann.
3. Eine wichtige Vorgabe bei klinischen Studien ist das Erstellen eines Studienprotokolls, welches als eine vorab festgelegte Anleitung für die Durchführung eines Experiments dient. Den Studenten wurde die Synopse des Clinical Trail Outlines (CTO) vorgestellt. Diese Synopse hat als Studienprotokoll gedient, da sie in sehr komprimierter Form die wesentlichen Eckpunkte festhält. Bedingt durch den Zeitmangel sind die wichtigsten Punkte in den Übungsstunden gesammelt und jeweils später in das Outline eingetragen worden.
4. Nachdem die Endpunkte und das Design festgelegt worden sind, wurde die Frage nach einem geeigneten Auswertungsverfahren für die erhobenen Daten gestellt. Hier wurden in der Vorlesung verschiedene Formen der t-Tests besprochen, so dass hier ein unverbundener, zweiseitiger t-Test zu einem Signifikanzniveau von 5 % festgelegt wurde. Eine zentrale Frage bei einer biometrischen Planung umfasst die Fallzahl und die Güte. Da hier die Fallzahl durch die Teilnehmerzahl der Übungsgruppe festgelegt war, wurde eine Güteabschätzung für 2·10 Teilnehmer vorgenommen. Die Studenten sind davon ausgegangen, dass der Behandlungseffekt in dem Kontrollarm bei 0 bpm und im experimentellen Arm bei 10 oder 20 bpm liegt. Annahmen über die Streuung haben nicht vorgelegen, so dass der Einfachheit halber von einer Standardabweichung von 10 bzw. 20 ausgegangen wurde. Die Fallzahlplanung bzw. die Güteabschätzung ist in Tab. 3.1 wiedergegeben und illustriert sehr eindrucksvoll, wie die verschiedenen planerischen Annahmen die Fallzahl beeinflussen.
5. Klinische Studien umfassen immer mehr als nur einen Endpunkt. Hier kann eine Sensibilisierung stattfinden, warum es Endpunkte in verschiedenen „Hierarchiestufen" gibt und was eine Verletzung des Fehlers 1. Art bedeutet.

3.3.2 Durchführung

Am Studientag sind 6 Studenten erschienen, die an der Übung teilnehmen wollten. Bedingt durch diese Teilnehmerzahl war die Durchführung nach dem Stationsprinzip nicht

Tab. 3.1 Fallzahlberechnung und Güteabschätzung für einen zweiseitigen, unverbundenen *t-Test* zum Niveau α = 0,05

Szenario	1	2	3	4	5	6	7	8
µ Kontrollarm	0	0	0	0	0	0	0	0
µ Exp. Arm	10	10	10	10	20	20	20	20
SD	10	20	10	20	10	20	10	20
Güte	80	80	56	18	80	80	98	56
Fallzahl pro Arm	17	64	10	10	6	17	10	10

erforderlich. Der Ablauf aus Sicht der Studienteilnehmer ist in Anhang online schematisch dargestellt und sah wie folgt aus:

1. Auf dem Flur war ein Tisch, an dem die Teilnehmer jeweils alleine durch einen „Prüfarzt" aufgeklärt wurden und zu der Teilnahme einwilligen mussten („Informed Consent"). Die Erfüllung der Ein- und Ausschlusskriterien sowie die Einwilligung wurden auf einer Karteikarte dokumentiert, siehe dazu auch den Anhang online.
2. Vor dem Betreten des Seminarraums wurden die Teilnehmer von dem „Studienstatistiker" zentral in einen der beiden Arme randomisiert, wobei ihnen nur ‚Arm A' oder ‚Arm B' mitgeteilt wurde. Die Teilnehmer haben nacheinander und einzeln an der Studie teilgenommen, um Störungen zu vermeiden.
3. Im hinteren Teil des Seminarraums wurden zuerst die Baselinemessungen des Blutdrucks und der Pulsrate durchgeführt. Danach wurde gemäß der Randomisierungszuteilung das Kontrollvideo oder das experimentelle Video gestartet und die weiteren Messungen vorgenommen.
4. Im Anschluss sind die Teilnehmer in den vorderen Teil des Seminarraums gebeten worden, der durch eine Trennwand von dem hinteren Teil abgeschnitten ist. Somit konnte kein Austausch mit den vor der Tür wartenden Teilnehmern erfolgen.

Für die Messung des Blutdrucks und des Pulses kam ein DINAMAP V100 von General Electric zur Anwendung, welches automatisierte Messungen in Echtzeit erlaubt (Abb. 3.1). Die Studenten wurden vorab gebeten, ihre eigenen Kopfhörer mitzubringen, die sie dann mit dem Computer verbinden konnten (Standard Stereo-Klinkenbuchse, 3.5 mm). Für das Experiment wurden zwei Videos, die auf der Videoplattform Youtube öffentlich zugänglich sind, ausgewählt. Die Kontrollgruppe hat ein Werbevideo der Region Ålesund aus Norwegen zu sehen bekommen (Link: http://www.youtube.com/watch?v=57EIRPeGBKc, zuletzt abgerufen am 26.09.2013), während hingegen die Interventionsgruppe ein Schockvideo einer Kampagne gegen Alkohol am Steuer gezeigt bekam (Link: http://www.youtube.com/watch?v=TADO4LG29bs, zuletzt abgerufen am 26.09.2013). Die Ergebnisse der Studie sind Tab. 3.2 zu entnehmen. Die Auswertung für den primären Endpunkt ergab einen beobachteten Behandlungseffekt von 18 bpm zwischen den Behandlungsarmen (95 % Konfidenzintervall: [6.7,29.3]; *p*-Wert: 0.0115).

3 Erhöhen Youtube-Videos auch Deinen Puls?

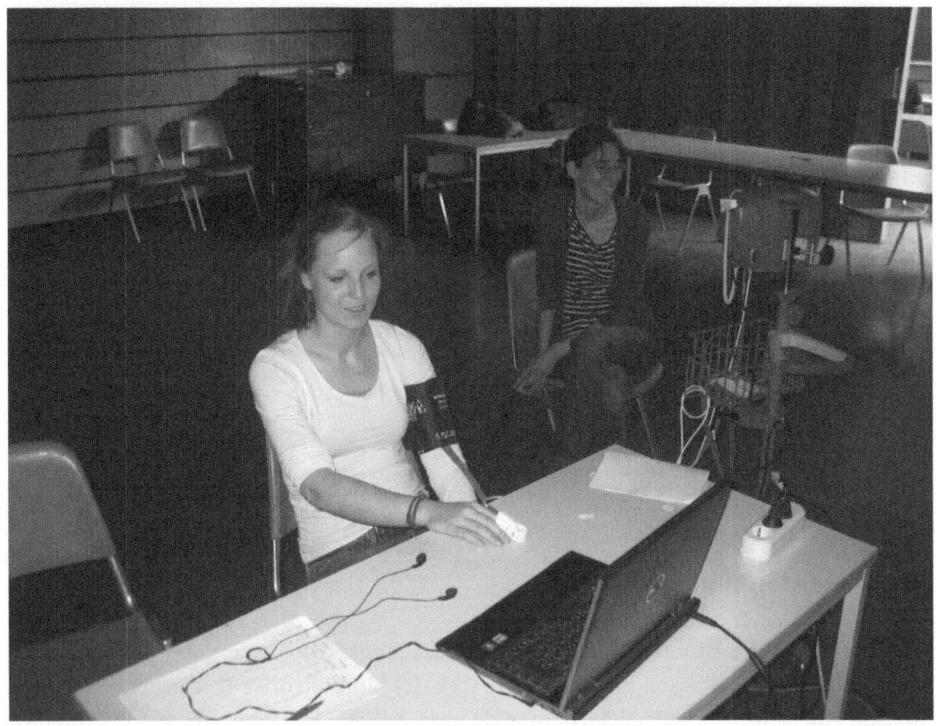

Abb. 3.1 Messung mit angelegter Blutdruckmanschette und Pulsoxymetrie-Clip

Tab. 3.2 Ergebnisse der Messungen

ID	Video	Puls vorher (bpm)	Syst. Blutdruck vorher (mmHg)	Puls max (bpm)	Syst. Blutdruck nachher (mmHg)
1	Schock	85	118	92	106
2	Norwegen	48	132	44	124
3	Schock	95	122	102	110
4	Norwegen	60	109	53	112
5	Norwegen	80	126	68	126
6	Schock	58	110	75	102

Auf einem Meinungsstrahl haben die Studenten am Vortag ihre Einschätzung gegeben, wie sehr sie von einem positiven oder negativen Studienergebnis ausgehen (vgl. Abb. 3.2 linkes Bild). Nach Beendigung des Experiments – aber vor der Auswertung der Ergebnisse – haben die Teilnehmer erneut ihre Einschätzung abgegeben (vgl. Abb. 3.2 rechtes Bild), so dass ein Vergleich möglich ist.

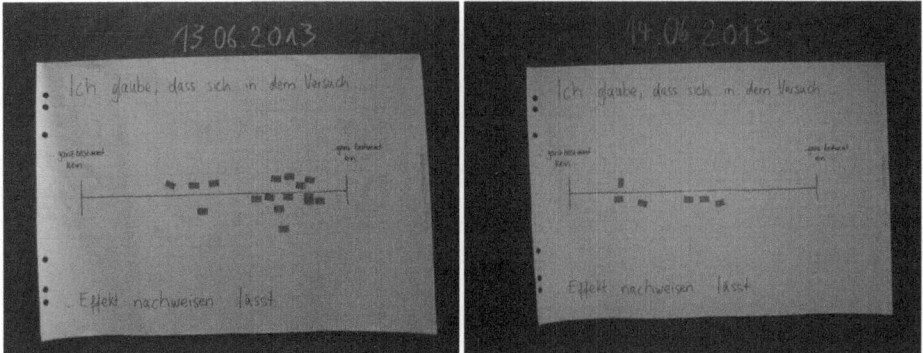

Abb. 3.2 Erwartungen der Studenten an das Ergebnis der Studie im vorher/nachher-Vergleich. Der linke Bereich des Meinungsstrahls steht für die Erwartung eines negativen Ergebnisses, die rechte Seite hingegen für ein positives Ergebnis

3.4 Diskussion und Ausblick

Mit dieser Lehridee ist ein ambitioniertes Projekt umgesetzt worden, das seine Ziele in Bezug auf einen detaillierten Einblick in die Welt der klinischen Studien sicher erfüllt hat, allerdings nicht alle Studenten gleichermaßen erreicht hat. Eine große Herausforderung ist die Koordination und Vorbereitung, um ein solches Projekt „nebenbei" in den Übungsbetrieb zu integrieren. Aufgrund der Vielzahl von studienrelevanten, biometrischen Themen konnten viele Aspekte nur verkürzt bzw. schematisch dargestellt werden. Ein Nebeneffekt, die diese Lehridee mit sich bringen soll, zielt auf das Verständnis für die durchdachte Planung und Auswertung von Experimenten ab. In statistischen Beratungen für Doktorarbeiten ist es häufig zu sehen, dass Doktoranden erst einmal Messungen vornehmen und Daten sammeln, bevor sie sich Gedanken über ein geeignetes Design oder Methoden der Auswertung machen. Durch den hier vorgestellten Ansatz soll den Studenten verdeutlicht werden, dass der betriebene Planungsaufwand nicht nur bei klinischen Studien gefordert ist, sondern auch bei eigenen, kleineren Forschungsvorhaben gerechtfertigt ist und sich auszahlt. Für Gespräche mit einem Biometriker bei zukünftigen Forschungsprojekten erleichtert es die Zusammenarbeit, wenn alle Partner ein gemeinsames Vokabular in Bezug auf klinische Studien benutzen und ein Verständnis davon existiert, wie ein Biometriker in die Durchführung von klinischen Studien involviert ist.

Aus biometrischer Sicht sind nach zwei Wochen Biometrie-Vorlesungen wichtige und zentrale Konzepte umgesetzt worden. Zwar wäre für die Fragestellung aus statistischer Sicht eher eine Kovarianzanalyse verwendet worden, allerdings ist diese Methode nicht im Lehrplan enthalten und somit dem Wissensstand der Studenten nicht angemessen. Der Umfang der erhobenen Parameter erlaubt es auch, den Studenten die Messwerte mitzugeben, so dass sie eigenständig Auswertungen durchführen können."

Vom Standpunkt der Versuchsplanung ließen sich recht konkret anhand von Tab. 3.1 die Implikationen der getroffenen Annahmen auf die Fallzahl bzw. Güte veranschaulichen und mit dem Ergebnis vergleichen. Weitere Variationsmöglichkeiten ergeben sich bei der Wahl der Endpunkte und des genauen Messzeitpunktes. Je nach Länge und Umfang der Biometrievorlesung können noch weitere Themen besprochen werden, z. B. eine detailliertere Auseinandersetzung mit fehlenden Werten. Das Experiment könnte weiterhin als Teil einer Meta-Analyse aufgefasst werden oder man könnte die Diskussion von Verzerrungen (Bias) anregen. Eine Erkenntnis soll sein: Planung lohnt sich und verringert spätere Probleme!

Enttäuschend war die sehr geringe Teilnehmerzahl von nur 6 Studenten. Die Übungsgruppe bestand aus 29 Teilnehmern, von denen zumeist etwa 20 anwesend waren. Einige Studenten vertraten die Ansicht, dass die klinische Studie nicht „klausurrelevant" sei und führten das auf die Tatsache zurück, dass das Experiment nur in einer Übungsgruppe durchgeführt wurde. Weiterhin wurde die Meinung vertreten, dass „Rechnen" wichtiger für die Klausur sei. Durch den engen Zeitplan lastet ein nicht unerheblicher Druck auf den Studenten. Vermutlich lässt sich das Befolgen von Rechenwegen leichter und mit weniger Aufwand erlernen als das Verständnis von bestimmten Prinzipien und Konzepten.

Es sollte hinzugefügt werden, dass auch Desinteresse oder die Tatsache, dass es sich um einen Freitagmittag gehandelt hat, eine Rolle gespielt haben könnte. In der Evaluation gab es sowohl positive als auch negative Rückmeldungen, wobei die negativen Kommentare überwogen haben. Beispielhaft dokumentieren dies zwei Bewertungen, die auf die Übungsgruppe und das Experiment eingehen. Die Rückmeldungen befinden sich auszugsweise in Anhang online. Für eine erneute Durchführung dieser Lehridee ergeben sich die folgenden Konsequenzen:

1. Die Durchführung sollte im Vorfeld besser motiviert werden und ein Bezug zur Klausur stärker hergestellt werden. Anscheinend war nicht allen Teilnehmern klar, dass Biometrie nicht nur aus "Rechnen" besteht, sondern dass hier auch bestimmte Konzepte vermittelt werden, die es zu verstehen gilt.
2. Bei mehreren Übungsgruppen sollte in Erwägung gezogen werden, dass alle Gruppen das Experiment durchführen. Wenn sich die Durchführung von Übungsgruppen zu stark unterscheidet, fühlen sich manche Studenten sehr schnell benachteiligt oder vor dem Hintergrund einer anstehenden Klausur schlechter vorbereitet.

Ein Nachteil besteht im erforderlichen Personalaufwand. Diese Lehridee lässt sich nur schwer alleine durchführen, da in einer Übungsstunde je eine Person mit dem Aufklärungsgespräch beschäftigt ist, eine mit der zentralen Randomisierung und eine weitere an die Durchführung des Versuchs gebunden ist. Die parallele Durchführung mit Teilnehmern aus mehreren Übungsgruppen würde sowohl vom Personalaufwand effizienter zu bewältigen als auch aus biometrischer Sicht vorteilhaft sein, da sich nun die Veranschaulichung einer „multizentrischen" Studie oder das Konzept einer Meta-Analyse bietet.

In Zukunft wäre es auch denkbar, Teile in das eLearning-Konzept der MHH zu integrieren. Die Medizinische Hochschule unterhält die Lernplattform ILIAS (Link: http://www.mh-hannover.de/elearning.html, zuletzt abgerufen 28.09.2013), die für Studenten eine Informationsquelle darstellt und auf der Lehrinhalte veröffentlicht werden können.

Möglicherweise können Teile der Vorbereitung auf die Lernplattform verlagert werden, wobei Einzelne oder Gruppen verschiedene Aufgaben lösen müssen, bei denen eine Mindestpunktzahl erreicht werden müsste, die zur Teilnahme an der Studie befähigt.

Positiv hervorzuheben ist, dass hiermit ein großer Teil von statistischen Methoden und biometrischen Konzepten nicht nur „trockene" Theorie bleibt, sondern jetzt anschaulich und „erlebbar" wird. Da im Lernprozess eines Menschen die Ausübung einer praktischen Tätigkeit eine entscheidene Rolle spielt, wird die Studie den Teilnehmern sicher noch lange in Erinnerung bleiben. Das Konzept passt in eine der Grundideen des Modellstudiengangs, das an konkreten Fallbeispielen geübt wird. Problemorientiertes Lernen nimmt eine zentralere Rolle ein. Als Biometriker kann man keinen „Unterricht am Krankenbett" bieten, jedoch aber eine praktische Vermittlung von Ideen aus einem von Medizinstudenten als theoretisch empfundenen Fachgebiet. In Zeiten der wachsenden Bedeutung von translationaler Forschung und Konzepten wie „from bench to bedside" werden klinische Studien mehr denn je eine wichtige Rolle einnehmen.

Die Ausführungen zu dieser Lehreinheit möchte ich mit einem kurzen Fazit beenden: Die Planung und Durchführung einer "klinischen Studie" mit Studenten erfordert ein gewisses Improvisationstalent, eine Frustrationstoleranz und die Freude an statistischen/biometrischen Themen. Nichts anderes gilt übrigens auch für die Arbeit als Studienstatistiker an echten klinischen Studien.

3.5 Danksagung

Mit Dr. Urs-Vito Albrecht habe ich fruchtbare Diskussionen geführt und viele Hinweise und Tipps bekommen. Dr. Kathrin Stamer hat mich in medizinischen Fragen kompetent beraten sowie die Blutdruck- und Puls-Messungen durchgeführt. Elisa Framke hat mir eine Reihe pädagogischer Hinweise gegeben. Jannes Perberschlager und Gamze Sirman haben mich bei der Durchführung unterstützt.

Anhang

Folgende elektronische Materialen zu diesem Beitrag finden Sie online:

- Aufgabenstellung
- Prüfplan in Form einer Synopse des Clinical Trial Outlines
- Grundriss der Stationen und Ablaufplan
- Einwilligungserklärung
- Aufgaben zum Aufbau einer Datenmatrix
- Feedback

Teil II
Gestaltung einer kompletten Unterrichtseinheit

Was tun mit all den Daten? Studienauswertung leicht gemacht!

Johannes Krisam und Anja Sander

> **Zusammenfassung**
>
> Unsere Lehrveranstaltung „Was tun mit all den Daten? Studienauswertung leicht gemacht!" ist eine zweistündige freiwillige Zusatzveranstaltung im Rahmen des Studiengangs Humanmedizin an der Universität Heidelberg. Das Ziel der Veranstaltung ist es, den Studierenden einen Einblick in die unterschiedlichen Aspekte der Auswertung einer klinischen Studie zu geben und das strukturierte und methodisch überlegte Auswerten einer klinischen Studie zu vermitteln. Darüber hinaus soll die Lehrveranstaltung den Studierenden die Wichtigkeit des Faches Biometrie für das wissenschaftliche Arbeiten in der Medizin aufzeigen.
>
> Die Lehrveranstaltung basiert auf einer klinischen Studie aus der Onkologie und einem daran angelehnten fiktiven Datensatz. Die Veranstaltung gliedert sich im Wesentlichen in eine Einführung mit Vorstellung der Studie und des Datensatzes. Daran schließen sich fünf thematische Blöcke an: Baseline-Charakteristika, primärer Endpunkt, sekundärer Endpunkt, grafische Darstellung und Safety-Daten. Innerhalb dieser Blöcke werten die Studierenden selbstständig Teile der Studie mit der Statistiksoftware SPSS aus. Abgeschlossen wird die Veranstaltung mit einer Diskussionsrunde, in der insbesondere Fragen der Studenten geklärt werden.

Zusätzliche Information ist in der Online-Version dieses Kapitels (doi:10.1007/978-3-642-54336-4_4) enthalten.

J. Krisam (✉) · A. Sander
Institut für Medizinische Biometrie und Informatik, Universität Heidelberg,
Im Neuenheimer Feld 305, 69120 Heidelberg, Deutschland
E-Mail: krisam@imbi.uni-heidelberg.de

A. Sander
E-Mail: sander@imbi.uni-heidelberg.de

Ergänzende Themen, wie zum Beispiel der Umgang mit fehlenden Werten, können relativ problemlos in die Lehrveranstaltung integriert werden. Darin sehen wir auch eine Stärke unseres Konzeptes. Es ist sehr flexibel gestaltbar und es ist möglich auf Entwicklungen während der Veranstaltung flexibel zu reagieren.

4.1 Einleitung

Die Veranstaltung „Was tun mit all den Daten? Studienauswertung leicht gemacht!" wird im Studiengang HeiCuMed (Humanmedizin) der Universität Heidelberg angeboten. Es handelt sich dabei um eine freiwillige Zusatzveranstaltung, die den Studierenden im Rahmen der Sozietät Czerny angeboten wird. Die Sozietät ist grundsätzlich semesterübergreifend, freiwillig und beschäftigt sich über den Pflichtinhalt hinaus mit Themen der Onkologie.

Im Rahmen des Heidelberger Curriculums HeiCuMed beteiligt sich das Institut für Medizinische Biometrie und Informatik an der Lehre im Bereich Biometrie. Im sechsten Fachsemester findet ein vorgelagerter Propädeutik-Kurs statt, der die Studierenden in die Grundlagen klinischer Studienplanung und Auswertung einführt. Diesen Kurs sollten die Teilnehmer des Kurses mindestens belegt haben. Darauf aufbauend wird im zehnten Fachsemester der zweiwöchige Querschnittsbereich „Epidemiologie, medizinische Biometrie und medizinische Informatik" gelehrt. Im Bereich der medizinischen Biometrie werden u. a. unterschiedliche statistische Tests besprochen, die für die statistische Auswertung von klinischen Daten wichtig sind.

Immer wieder erleben wir bei statistischen Beratungen, die wir für Mitarbeiter des Universitätsklinikums und Studierende der Humanmedizin kostenlos anbieten, dass Letztere wenig Bezug zum Fach Biometrie haben. Wenn sie dann im Laufe ihrer Dissertation Daten auswerten sollen, gehen sie zum Teil recht planlos vor. Neben dem fehlenden Verständnis der anzuwendenden statistischen Tests fehlt ihnen auch eine Struktur, um eine solche Auswertung zielgerichtet durchführen zu können. Wir möchten mit unserer Lehrveranstaltung, welche wir als inhaltlich sinnvolle praxisorientierte Ergänzung und Erweiterung zu den Pflichtveranstaltungen in HeiCuMed sehen, nun dem „bösen Erwachen" nach der Datenerhebung zuvorkommen.

Im Rahmen der Sozietät haben wir die Möglichkeit Veranstaltungen sehr frei zu gestalten und auf freiwilliger Basis anzubieten. Mit unserer Veranstaltung „Was tun mit all den Daten? Studienauswertung leicht gemacht!" möchten wir den Studierenden eine Hilfestellung geben, wie Studiendaten ausgewertet werden können und wie man dabei strukturiert vorgehen kann. Auch bietet unsere Lehrveranstaltung viel Raum für Fragen und Diskussionen und vermittelt daher neben dem Erlernen von Methoden der statistischen Auswertung mit SPSS, ergänzend zu den Pflichtveranstaltungen in HeiCuMed, auch die Notwendigkeit einer kritischen und reflektierten Auseinandersetzung mit den Ergebnissen klinischer Studien.

Da Studierende aus unterschiedlichen Fachsemestern teilnehmen dürfen, kann der Wissensstand sehr unterschiedlich sein. Wir haben bisher jedoch erlebt, dass besonders jene Studierende diese Veranstaltung besuchen, welche sich bereits mit dem Thema Promotion beschäftigt haben und ein gewisses Vorwissen in Bezug auf klinische Studien mitbringen. Die Teilnehmer sollten, wenn möglich, bereits eine Lehrveranstaltung in Biometrie gehört haben. Die Teilnehmerzahl haben wir für diese 90-minütige Veranstaltung aus Gründen der Praktikabilität vorerst auf zwölf Studierenden begrenzt. Die Veranstaltung soll je nach Zuspruch der Studierenden jedes Semester einmal angeboten werden, eventuell soll sie auch auf zwei Doppelstunden ausgeweitet werden.

Für die Veranstaltung wird ein kleiner Seminarraum mit Beamer benötigt. Nach Möglichkeit sollte jedem Teilnehmer ein Laptop mit dem Softwareprogramm SPSS zur Verfügung gestellt werden.

4.2 Methodik

Für diese Veranstaltung haben wir einen Beispieldatensatz erzeugt, der auf einer publizierten Studie beruht und den die Studierenden im Rahmen des Kurses schrittweise auswerten sollen. Das Lernziel der Veranstaltung besteht darin, die unterschiedlichen Aspekte der Auswertung einer klinischen Studie erklären zu können. Dieses Lernziel kann von allen Teilnehmern, unabhängig von ihrem Vorwissen, erreicht werden. Voraussetzung sollte lediglich mindestens eine absolvierte Biometrie-Vorlesung sein. Da die Veranstaltung viel Raum für Fragen, Erklärungen und Diskussionen besitzt, können wir auch Teilnehmer mit geringerem Vorwissen relativ einfach in den Lernprozess integrieren. Das Lernziel ist bewusst auf die Auswertung einer klinischen Studie fokussiert. Unser besonderes Anliegen ist es, in einem möglichst realitätsnahen Setting das Vorgehen bei einer statistischen Auswertung von gesammelten Daten zu illustrieren und zu erklären. Somit können die Teilnehmer auf einem unmittelbaren Weg erfahren, was die Auswertung von klinischen Studien ausmacht. Darüber hinaus soll die Lehrveranstaltung den Studierenden die Wichtigkeit des Faches Biometrie für das wissenschaftliche Arbeiten in der Medizin aufzeigen.

Die Veranstaltung ist nach dem sogenannten Sandwich-Prinzip nach Wahl (2005) aufgebaut. Sie lässt sich in unterschiedliche thematische Blöcke aufteilen, die in Abb. 4.1 schematisch dargestellt sind.

Im Einführungsblock stellen sich zunächst Dozent und Studierende einander vor. Der Dozent erfragt die Erwartungen an die Veranstaltung und das Vorwissen der Studierenden. Für uns steht die Vermittlung einer strukturierten Herangehensweise und methodisch durchdachten Auswertung einer klinischen Studie im Vordergrund. Durch vorheriges Erfragen der Erwartungen kann entsprechend reagiert bzw. diskutiert werden. Ein Beispiel einer klinischen Studie wird vorgestellt, es folgt das gemeinsame Anschauen des an das Studienbeispiel angelehnten fiktiven Datensatzes in SPSS. Wenn hierzu alle technischen und inhaltlichen Fragen geklärt sind, wird in den praktischen Teil übergeleitet. Der Dozent stellt vor, welche Blöcke im Folgenden behandelt werden (Veranschaulichung mit Hilfe einer PowerPoint Folie oder Flip Chart).

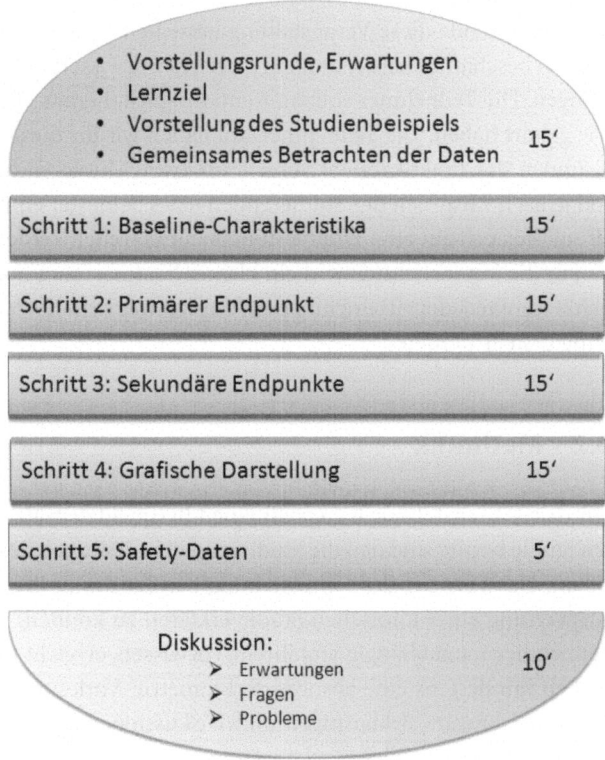

Abb. 4.1 Schematischer Aufbau der Lehrveranstaltung mit geplantem Zeitumfang

Die thematischen Blöcke (siehe Abb. 4.1) behandeln stets einen Aspekt einer statistischen Auswertung einer klinischen Studie. Jeder thematische Block beginnt mit einer kurzen Erläuterung zum Stellenwert innerhalb der Studienauswertung. Mit den Studenten wird dann diskutiert welche statistischen Methoden für diese Teilauswertung herangezogen werden können. Daran schließt sich ein Arbeitsauftrag an (grüne Gelenkstelle). Entsprechend der besprochenen Methoden soll jeweils eine Teilauswertung der bereitgestellten Daten mit SPSS durch die Studenten (möglichst selbstständig) erfolgen. Nach Ende der Bearbeitungszeit werden die Ergebnisse erfragt und die Lösungswege besprochen. Der Dozent kann die erforderlichen Anweisungen/Schritte in SPSS über den Beamer vorführen. Wenn keine Fragen zum Lösungsweg vorhanden sind, kann dieser Schritt auch übersprungen werden. Die Aussagekraft, Bedeutung und Implikationen der Ergebnisse werden diskutiert. Dieser Prozess schließt jeweils einen Block (rote Gelenkstelle).

Details zum inhaltlichen Stellenwert, statistischen Auswertungsmethoden, sowie möglichen Diskussionspunkten jedes einzelnen Themenblocks sind in Tab. 4.1 dargestellt.

Die Beschreibung des Patientenkollektivs steht an erster Stelle, da dies bei retrospektiven Analysen oder nicht-randomisierten Studien ein wichtiger Schritt für die Beurteilung der Vergleichbarkeit von Behandlungsgruppen ist und den Studierenden so ein „leichter" Einstieg in die Auswertung gelingen kann.

Tab. 4.1 Übersicht über die einzelnen thematischen Blöcke mit Beschreibung des Stellenwertes, Inhaltes und beispielhafte Diskussionsmöglichkeiten/weiterführende Aspekte

Teilblock	Stellenwert	Statistische Auswertung	Diskussionspunkte
Baseline-Charakteristika	Beschreiben der Stichprobe, Repräsentativität, Vergleichbarkeit der Gruppen	Mean, Std, Median, Range, Min, Max	Skalenniveau, externe Validität
Primärer Endpunkt	Hauptfragestellung der Studie	Abhängig von primärem Endpunkt und Fragestellung (t-Test, Chi^2, Log rank, etc.)	Konfirmatorisch vs. explorativ, Fallzahlplanung, Sensitivitätsanalysen, Auswertungskollektive, fehlende Werte, multiples Testen, Wahl eines geeigneten Endpunktes, etc.
Sekundäre Endpunkte	Nebenfragestellungen, hypothesengenerierend	Abhängig von Endpunkt	Explorativ
Grafische Darstellung	Veranschaulichung wichtiger Studienergebnisse	Boxplot, Histogramm, Balkendiagramm, Kaplan-Meier-Kurven, Verlaufskurven	Wahl geeigneter grafischer Darstellungen
Safety Daten	Beurteilung der Sicherheit/Unbedenklichkeit von Behandlungen, Nebenwirkungen	Abhängig vom Skalenniveau der Safety-Variable	Aufgaben DSMB, Phase IV Studien

Im Abschlussblock wird diskutiert, ob die Erwartungen, welche die Studierenden zu Beginn der Lehrveranstaltung hatten, erfüllt wurden. Im Rahmen der Lehrveranstaltung entstandene Fragen und eventuelle Probleme bei den Arbeitsaufträgen werden aufgegriffen, wenn diese nicht direkt behandelt wurden. Als Ergänzung zu den eigenständig durchgeführten Auswertungen wird zudem die Publikation der vorgestellten Studie an die Studierenden verteilt. So können die Studenten die Auswertung noch einmal nachvollziehen und schauen, was im Rahmen der Studie über das im Kurs Behandelte hinaus ausgewertet wurde.

4.3 Beispielanwendung

Passend zum Themenschwerpunkt der Sozietät haben wir eine Beispielstudie aus der Onkologie herangezogen, an Hand derer sich die unterschiedlichen Aspekte der Studienauswertung behandeln lassen. Darüber hinaus kann sehr gut der Unterschied zwischen statistischer Signifikanz und klinischer Relevanz diskutiert werden. Bei der Studie handelt es sich um eine randomisierte, kontrollierte, doppelt-blinde Phase III Studie bei Patienten mit vorangeschrittenem Bauchspeicheldrüsenkrebs (Moore et al. 2007). Im experimentellen Arm werden die Patienten mit Gemcitabine (Standardbehandlung) plus Erlotinib (als Add-on) behandelt, als Kontrollgruppe dient Gemcitabine plus Placebo. Der primäre Endpunkt ist Overall Survival.

Basierend auf den publizierten Ergebnissen haben wir einen Datensatz mit simulierten Daten erzeugt, der Baseline-Charakteristika verschiedener Skalenniveaus, den primären Endpunkt Overall Survival (OS), den sekundären Endpunkt Lebensqualität, sowie eine Safety-Variable enthält.

Beispielhaft werden im Folgenden der Ablauf und die Umsetzung des Teilblocks „Primärer Endpunkt" gezeigt (Schritt 2).

Der Block beginnt mit einer kurzen Einleitung, in der die Bedeutung des primären Endpunktes im Rahmen von klinischen Studien rekapituliert wird. Es bietet sich für den Dozenten an, auf den Unterschied zwischen konfirmatorischen und deskriptiven statistischen Analysen hinzuweisen. Das Thema Fallzahlplanung kann hier ebenfalls aufgegriffen werden. Der primäre Endpunkt des Studienbeispiels wird vorgestellt. An dieser Stelle kann der Dozent auf die Rolle des Endpunkts OS als anerkannter Goldstandard für onkologische Studien eingehen und auf alternative Endpunkte wie beispielsweise Progression Free Survival (PFS) hinweisen. Zudem sollte auf die besondere Rolle von zensierten Beobachtungen im Rahmen von Time-to-Event-Analysen eingegangen werden. Ein allgemeiner Diskurs über die Rolle von fehlenden Daten in klinischen Studien ist an dieser Stelle ebenfalls möglich.

Es folgt nun als Arbeitsauftrag die Auswertung des primären Endpunkts per SPSS durch die Studenten. Hier sollen die Studierenden für den bereit gestellten Datensatz (wie entsprechend zuvor besprochen)

1. jeweils den Median für OS in den beiden Behandlungsgruppen errechnen
2. mittels des Log-Rank-Tests die Behandlungsgruppen auf Unterschied hinsichtlich OS testen
3. einen Kaplan-Meier-Plot mit den Überlebenskurven für die zwei Behandlungsgruppen erstellen

An dieser Stelle können ebenfalls weitere statistische Auswertungen des primären Endpunkts, wie beispielsweise das Berechnen eines Hazard Ratios (mit Konfidenzintervall), Überlebensraten zu gewissen Zeitpunkten oder eine Cox-Regression mit dem Einschluss von Baseline-Variablen in die Regressionsgleichung als Kovariaten, besprochen bzw. durchgeführt werden. Hier steht es dem Dozenten offen, Schwerpunkte nach eigenem Ermessen zu setzen bzw. diese entsprechend dem Vorwissen und Interesse der Studenten zu wählen.

4 Was tun mit all den Daten? Studienauswertung leicht gemacht!

	PatID	Sex	ECOG	Weight	Hei...	Pain_Intensity	QoL_Baseline	Group	Censored	Time_to_Event	QoL_3m	Gra T
1	1	m	2	100	1,65	,5	34	A	n	6,89	24	y
2	2	m	0	85	1,76	13,7	26	A	n	,81	.	y
3	3	f	1	60	1,59	19,8	10	A	n	3,87	4	y
4	4	f	1	62	1,61	72,8	26	B	n	8,71	21	n
5	5	m	0	117	1,71	46,2	57	B	n	10,00	54	n
6	6	f	1	66	1,56	50,0	14	A	n	11,63	9	y
7	7	f	2	86	1,74	13,1	5	A	n	4,18	4	n
8	8	f	1	47	1,59	26,2	35	B	y	13,20	30	n
9	9	f	0	65	1,49	1,4	15	A	n	,71	.	y
10	10	f	2	75	1,62	28,9	38	A	n	5,38	27	y
11	11	m	1	75	1,74	24,4	41	B	n	8,86	38	y
12	12	f	1	57	1,54	37,5	17	A	n	,70	.	n
13	13	m	1	129	1,77	27,3	47	A	y	13,78	36	y
14	14	m	0	64	1,51	1,0	53	A	n	6,37	45	y
15	15	f	0	63	1,49	2,4	57	A	n	,61	.	n
16	16	f	2	79	1,67	35,6	18	B	n	9,99	10	y
17	17	f	1	69	1,57	30,4	13	A	y	21,30	3	n
18	18	m	0	112	1,85	4,5	17	A	y	24,00	10	y
19	19	f	1	67	1,57	25,9	26	B	n	3,16	10	y

Abb. 4.2 Die für die Analyse des primären Endpunkts benötigten Variablen in der SPSS-Datentabelle

Die für den Arbeitsauftrag benötigten Variablen aus dem Datensatz (s. Abb. 4.2) werden kurz gemeinsam besprochen (eine detailliertere Beschreibung aller Variablen findet sich im Anhang):

- „**Group**", repräsentiert die Behandlungsgruppe, kodiert mit „**A**" und „**B**"
- „**Censored**", gibt an, ob es sich um eine zensierte Beobachtungszeit handelt, „zensiert" (kodiert mit „**y**") oder „unzensiert" (kodiert mit „**n**")
- „**Time_to_Event**", Zeit in Monaten vom Einschluss des Patienten bis zum Eintreten des Events bzw. bis zur Zensierung

Der Dozent kann nun, falls erforderlich, darauf hinweisen, dass diese Aufgabe in SPSS mittels des Befehls „Analysieren → Überleben → Kaplan-Meier..." bewerkstelligt werden kann (s. Abb. 4.3).

An dieser Stelle erhalten die Studierenden die Möglichkeit, die notwendigen Optionen und Befehle für den Arbeitsauftrag selbst herauszufinden. Der Dozent kann an dieser Stelle, wenn erforderlich, weitere Hilfestellung für die Studierenden geben. Eine Möglichkeit, wie der Arbeitsauftrag bewerkstelligt werden kann, ist nachfolgend dargestellt.

Erforderliche Schritte zur Analyse des primären Endpunkts in SPSS mittels des Befehls „Kaplan-Meier" (Abb. 4.4–4.11):

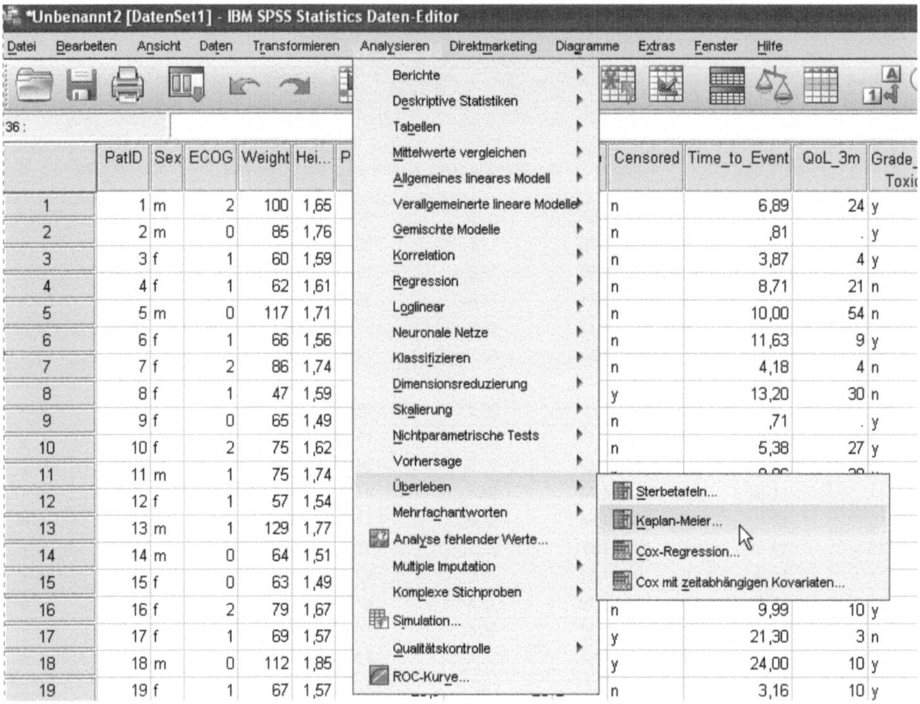

Abb. 4.3 Der für die Analyse des primären Endpunkts benötigte Pfad in SPSS

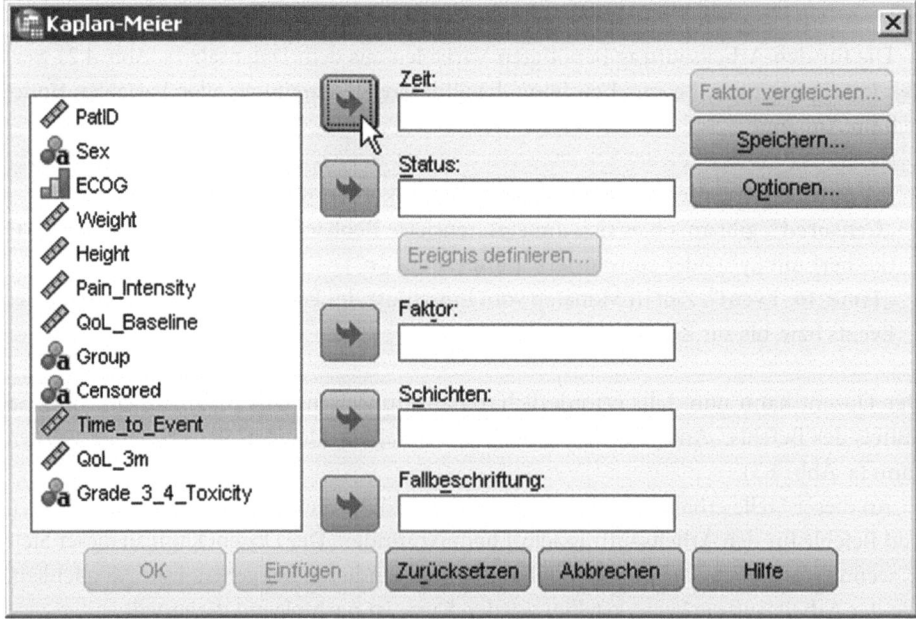

Abb. 4.4 Die Zeitvariable „Time_to_Event" wird dem Feld „Zeit" zugewiesen

4 Was tun mit all den Daten? Studienauswertung leicht gemacht! 45

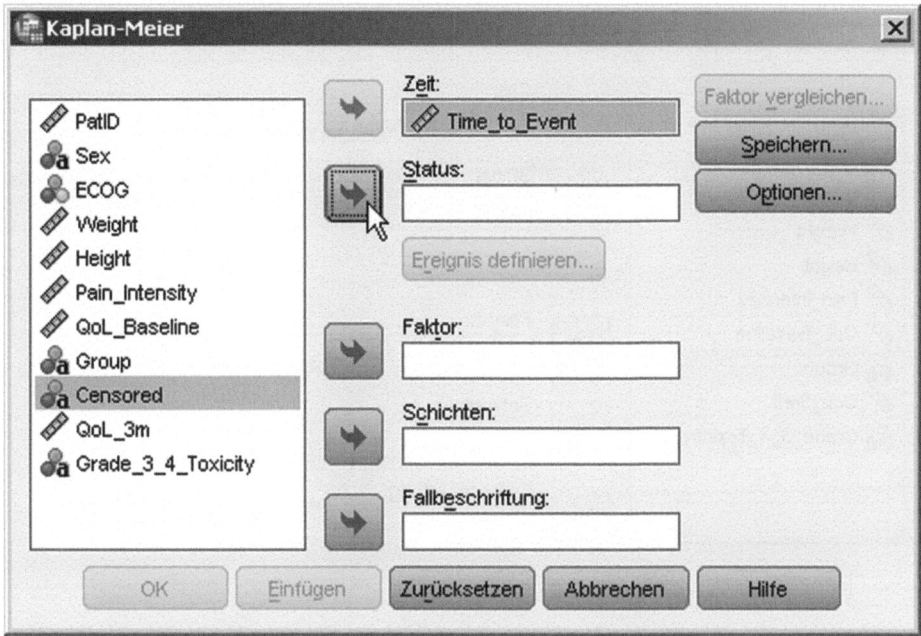

Abb. 4.5 Die Ereignisvariable „Censored" wird dem Feld „Status" zugewiesen

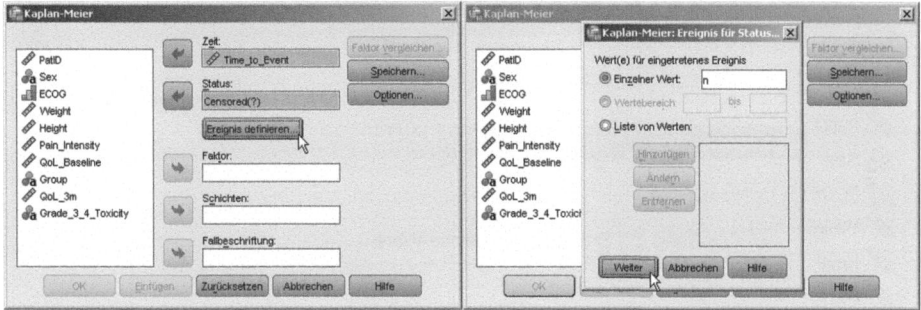

Abb. 4.6 Die Ereignisvariable wird definiert (ein eingetretenes Ereignis „Tod" ist mit „n" kodiert)

Haben die Studierenden die Aufgabe auf die in Abb. 4.3 bis 4.10 dargestellte Art und Weise gelöst, erhalten sie einen SPSS-Output, welcher in Abb. 4.11 dargestellt ist und sich in PDF-Form im Anhang dieses Artikels befindet.

Die Studierenden sollen dann aus dem selbst erzeugten SPSS-Output die Mediane für die Überlebenszeit ablesen, das Ergebnis des Log-Rank-Tests feststellen und die Kaplan-Meier-Kurven betrachten.

Die erzielten Ergebnisse werden anschließend im Plenum synchronisiert. Falls die Studierenden die Aufgabe vollständig gelöst haben, erhalten sie basierend auf dem bereitgestellten Datensatz folgende Ergebnisse:

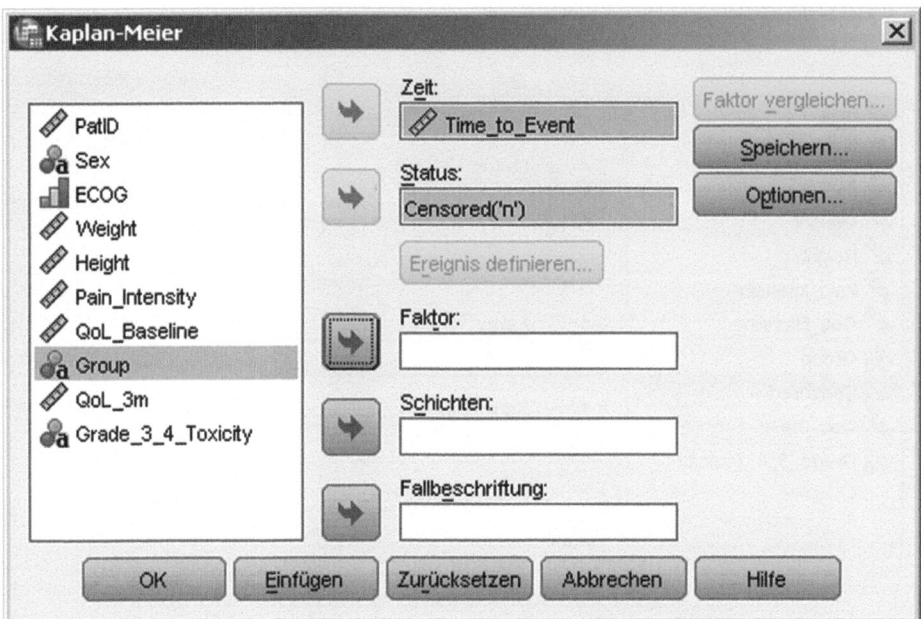

Abb. 4.7 Die Gruppenvariable „Group" wird dem Feld „Faktor" zugewiesen

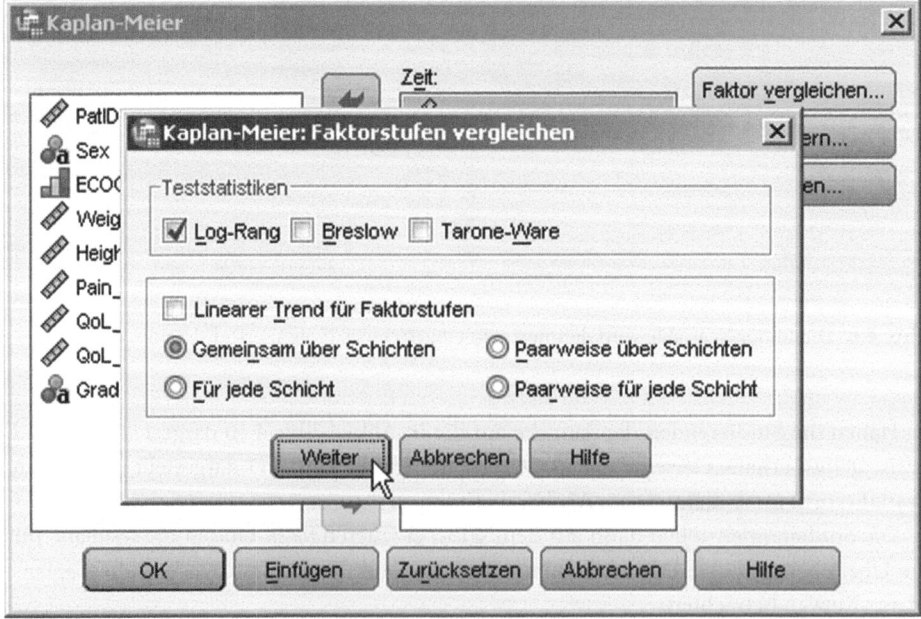

Abb. 4.8 Um einen Log-Rank-Test auf die Daten anzuwenden, muss nun unter der Funktion „Faktor vergleichen" die Option „Log-Rang" ausgewählt werden

4 Was tun mit all den Daten? Studienauswertung leicht gemacht!

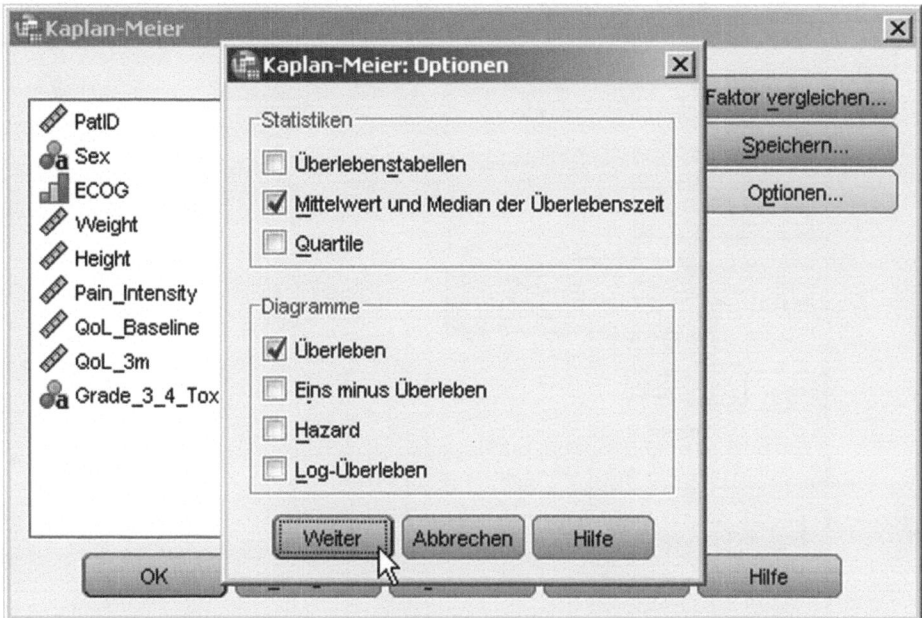

Abb. 4.9 Um den Median für die Überlebenszeiten zu berechnen, sowie einen Kaplan-Meier-Plot der Überlebenskurven zu erstellen, müssen unter „Optionen" „Mittelwert und Median der Überlebenszeit" sowie „Überleben" ausgewählt werden

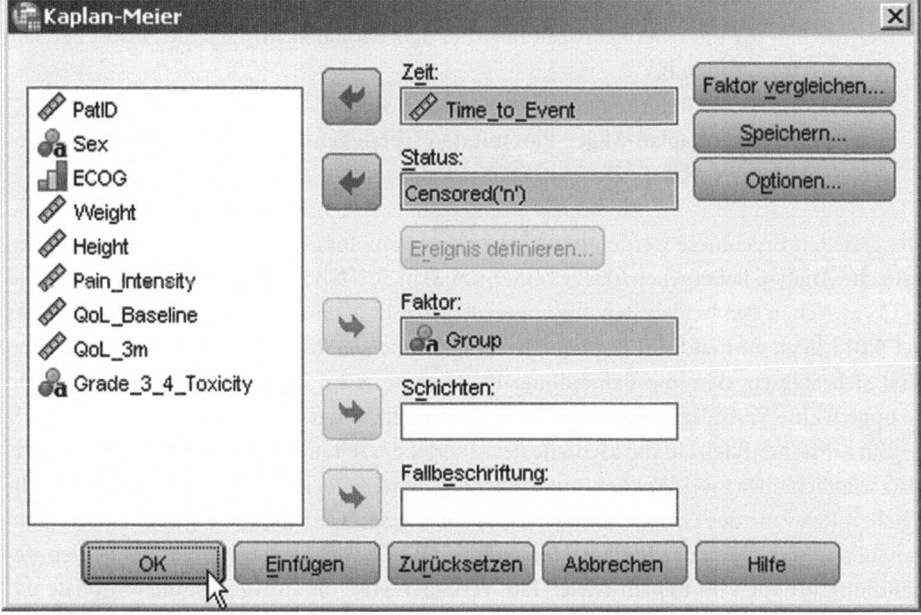

Abb. 4.10 Die vorgegebene Analyse des primären Endpunkts kann nun mit „OK" durchgeführt werden

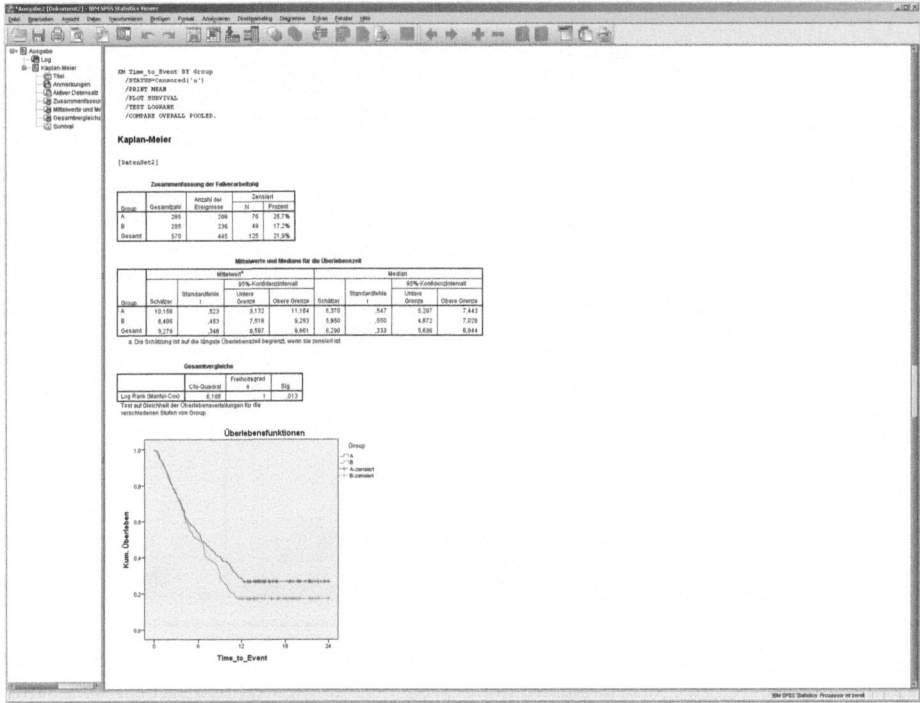

Abb. 4.11 SPSS-Output zur Analyse des primären Endpunkts OS

1. Der Median für die Überlebenszeit liegt bei 6,37 Monaten für Gruppe A und bei 5,95 Monaten für Gruppe B.
2. Der Log-Rank-Test liefert einen p-Wert von 0,013.
3. Sie erhalten einen Kaplan-Meier-Plot mit den Überlebensfunktionen der beiden Gruppen, dargestellt in Abb. 4.12.

Die erzielten Ergebnisse werden besprochen und gemeinsam diskutiert. Die primäre statistische Analyse hat ergeben, dass es einen auf dem 5 %-Niveau signifikanten Unterschied in OS zwischen den beiden Behandlungsgruppen gibt, da der p-Wert des Log-Rank-Tests bei 0,013 liegt. Anhand des Kaplan-Meier-Plots und der Mediane der Überlebenszeiten lässt sich ablesen, dass die Behandlung für Gruppe A im Vergleich zur Behandlung in Gruppe B eine Verbesserung hinsichtlich OS mit sich bringt.

Ein kritischer Blick auf die Mediane der Überlebenszeiten, welche sich um 0,42 Monate, also lediglich etwa zwei Wochen unterscheiden, wirft jedoch Zweifel hinsichtlich der klinischen Relevanz des Gruppenunterschieds auf. Diese Zweifel nähren sich ebenfalls beim genaueren Betrachten des Kaplan-Meier-Plots. Die Überlebensfunktionen der beiden Behandlungsgruppen im Kaplan-Meier-Plot verlaufen etwa bis zum Zeitpunkt 6 Monate nahezu identisch. Erst über diesen Zeitpunkt hinaus ist ein deutlicher Unterschied zwischen

4 Was tun mit all den Daten? Studienauswertung leicht gemacht!

Abb. 4.12 Kaplan-Meier-Plot der Überlebenskurven, erstellt mit SPSS für den bereitgestellten fiktiven Datensatz

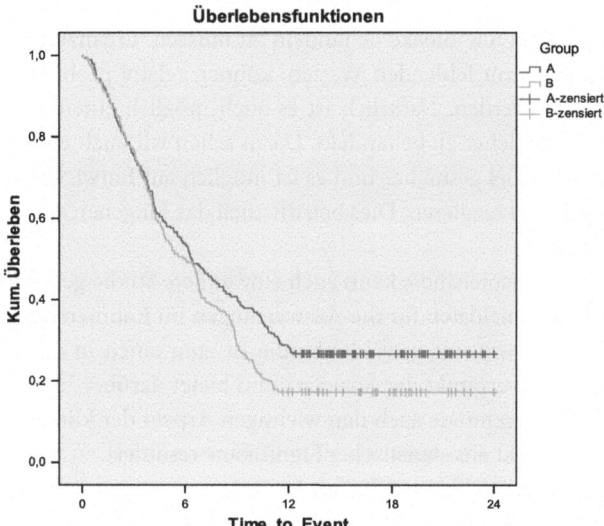

den Kurven zu erkennen. Dies wirft die Frage auf, ob der Unterschied zwischen den beiden Behandlungsgruppen tatsächlich auch klinisch relevant ist, zumal die experimentelle Behandlung mit mehr Nebenwirkungen einhergeht, was im Themenblock Safety-Daten deutlich werden soll.

Der Unterschied zwischen Signifikanz und klinischer Relevanz sollte nun basierend auf den Ergebnissen vom Dozenten aufgegriffen und im Plenum diskutiert werden. Diese Diskussion kann letztendlich auch zur Überleitung auf den nächsten Themenblock, die Analyse sekundärer Endpunkte, benutzt werden.

4.4 Diskussion und Ausblick

Die Evaluation der ersten durchgeführten Veranstaltung in Form von offen gehaltenen Freitextfeldern, hat gezeigt, dass die Studierenden „es als ersten Einstieg gelungen" fanden und „absolut empfehlenswert um in das Thema (wieder) einzusteigen". Positiv wurden unter anderem das „Selbstausprobieren in SPSS", der „Praxisbezug", „Laptops zum Mitarbeiten" und die „Struktur" bewertet.

Bei der Planung der Lehrveranstaltung waren wir uns durchaus bewusst, dass es sich um einen zeitlich ambitionierten Plan handelt. Die Veranstaltung ist allerdings so strukturiert, dass es leicht möglich ist einzelne Blöcke gegebenenfalls zu kürzen oder zu streichen. So reicht es aus, auf die Wichtigkeit der entsprechenden Auswertung hinzuweisen. Die Auswertung von Safety-Daten konnten wir in unserer letzten Veranstaltung beispielsweise nicht behandeln. Wir hatten uns bereits vorab darauf verständigt, im Zweifelsfall lieber mehr Fragen und Diskussionsraum für die vorherigen Themenblöcke zuzulassen, anstatt unbedingt alle Blöcke behandeln zu müssen. Ergänzende Themen, wie zum Beispiel der Umgang mit fehlenden Werten, können relativ problemlos in die Lehrveranstaltung integriert werden. Natürlich ist es auch möglich einen Schwerpunkt zu legen und diesen umfangreicher zu behandeln. Darin sehen wir auch eine Stärke unseres Konzeptes. Es ist sehr flexibel gestaltbar und es ist möglich auf Entwicklungen während der Veranstaltung flexibel zu reagieren. Dies betrifft auch das Eingehen auf Fragen und Wünsche der Studierenden.

Als Beispielstudie kann auch eine andere Studie gewählt werden und entsprechend andere Beispieldaten für die Auswertungen im Rahmen der Lehrveranstaltung erzeugt werden. Die von uns gewählte Studie ist zum einen in der Onkologie angesiedelt (passend zum Schwerpunkt der Sozietät) und bietet darüber hinaus die Möglichkeit aufgrund der Studienergebnisse auch den wichtigen Aspekt der klinischen Relevanz zu diskutieren, die nicht direkt aus statistischer Signifikanz resultiert.

Die Auswahl von SPSS als im Rahmen unserer Lehrveranstaltung eingesetzten Statistiksoftware basiert auf der in SPSS verwendeten grafischen Benutzeroberfläche und der daraus resultierenden einfachen Bedienung für die Studierenden, welche zumeist wenig Erfahrung mit Programmieren und dem Arbeiten mit Kommandozeilen haben. Zudem wird diese Software bei den Studenten für Auswertungen im Rahmen ihrer Dissertation häufig verwendet. Es bietet sich dem Dozent die Möglichkeit, in der Lehrveranstaltung eine alternative Statistiksoftware einzusetzen.

Von den Studierenden wurde der zeitliche Aspekt als negativ bewertet. Es wurde gewünscht von vorne herein mehr Zeit für die Veranstaltung einzuplanen. Wir bieten diesen Kurs weiterhin an und überlegen, abhängig von der Resonanz der Studierenden im nächsten Semester, den Kurs gegebenenfalls auf zwei Doppelstunden auszuweiten.

Darüber hinaus sehen wir auch die Möglichkeit der Integration in eine Blockveranstaltung bzw. eine Vorlesungsreihe zum Thema Biometrie.

Anhang

Folgende elektronische Materialen zu diesem Beitrag finden Sie online:

- Data_Moore2007.xls: Beispieldatensatz in Anlehnung an Moore et al. 2007
- Output_SPSS_primEndpunkt.pdf: SPSS-Output zur Auswertung des primären Endpunkts OS basierend auf dem bereitgestellten Datensatz und der in Abb. 4.3 bis 4.10 vorgeschlagenen Auswertungsstrategie als PDF-Dokument
- Tabelle A1: Nähere Beschreibung der Variablen im Datensatz (Word-Dokument)

Literatur

Moore M et al (2007) Erlotinib plus gemcitabine compared with gemcitabine alone in patients with advanced pancreatic cancer: a phase III trial of the national cancer institute of Canada clinical trials group. J Clin Oncol 25:1960–1966

Müller-Nordhorn et al (2006) Health-related quality of life in patients with pancreatic cancer digestion, Digestion 74:118–125

Wahl, D (2005) Lernumgebungen erfolgreich gestalten. Vom trägen Wissen zum kompetenten Handeln. Klinkhardt, Bad Heilbrunn

Ein (statistischer) Werkzeugkasten für eine Vorlesung „Klinische Studien" für Nicht-Statistiker

Arne Ring

Zusammenfassung

Wir beschreiben eine Reihe von Themengebieten, die sich in einer Lehrveranstaltung zu klinischen Studien für Studierende in Molekularmedizin (und anderen Nicht-Statistikern) als praktisch herausgestellt haben, und den Studierenden die intensive Auseinandersetzung und kritische Bewertung mit Methoden der evidenzbasierten Medizin ermöglichen sollen.

Die Lehrveranstaltung „Clinical Trials" wird im Master-Studiengang „Molecular Medicine" für jährlich etwa 30 Studierende angeboten. Wichtigstes didaktisches Mittel ist die Diskussion von Problemstellungen in Kleingruppen, die es allen Studierenden ermöglicht, eigene Gedanken einzubringen, und sich mit dem Thema direkt auseinanderzusetzen.

Im Laufe der Jahre ist ein umfangreiches Material für die Präsentation im Kurs zusammengestellt worden. Dies reicht von der Diskussion der gescheiterten Studie von TGN 1412, über die unterschiedliche Nutzenbewertung der CAPRIE-Studie durch verschiedene europäische Behörden, bis hin zu systematischen Übersichtsarbeiten zum (fehlenden) Nutzen von Brustkrebs-Screening und der originellen, aber ethisch wertvollen Diskussion, wie man den Nutzen von Fallschirmen geeignet nachweisen kann.

Zusätzliche Information ist in der Online-Version dieses Kapitels (doi:10.1007/978-3-642-54336-4_5) enthalten.

A. Ring (✉)
Leicester Clinical Trials Unit, Leicester General Hospital, University of Leicester,
Gwendolen Road, Leicester LE5 4PW, UK
E-Mail: arne.ring@leicester.ac.uk

Department of Mathematical Statistics and Actuarial Science, University of the Free State,
205 Nelson Mandela Drive, PO Box 339, Bloemfontein 9300, South Africa

Mit diesem praxisnahen Material werden die Studierenden an die Grundlagen der Planung, Durchführung, Auswertung und Berichtung von klinischen Studien im Rahmen der Good Clinical Practice (GCP) herangeführt.

Zwar liegt der Schwerpunkt der Vorlesung nicht auf statistischen Methoden, aber die Studierenden werden über Beispiele an das statistische Denken und seinen Zusammenhang zu klinischen und administrativen Komponenten von Studien herangeführt.

5.1 Einleitung

Der Studiengang „Molekularmedizin" wurde 2005 an der Universität Ulm geschaffen, um Studierende an der Nahtstelle verschiedener Disziplinen der Biologie und Medizin für Forschungsaufgaben zur Diagnostik, Therapie und Prävention von Krankheiten auf molekularer Ebene auszubilden. Dabei bestand von Beginn an hohes Interesse an einer internationalen Ausrichtung des Studiengangs, so dass die Module in englischer Sprache gehalten werden.

Pro Jahr werden etwa 30 Studierende zum Masterstudiengang zugelassen, wobei im Durchschnitt etwa zwei Drittel den Bachelor in Ulm absolviert haben. Im Bachelor-studiengang wurden grundlegende Kenntnisse der Statistik in einem Modul „Biometrie" (2 ECTS) vermittelt, zuvor wurden 8 ECTS in Mathematik angeboten.

Das Modul „Klinische Studien" (im zweiten Semester des Masterstudiengangs) soll den Studierenden einen Ausblick geben, wie sich die künftige eigene (präklinische) Forschung in das Gesamtbild der Arzneimittelentwicklung einfügt. Im Kurs werden die Studien der Phasen I-IV diskutiert, wobei der Schwerpunkt auf der frühen klinischen Entwicklung liegt, da dort die Ergebnisse der präklinischen Forschung einfließen und umgekehrt auch präklinische Studien durch Ergebnisse der klinischen Entwicklung angestoßen werden.

An der Universität Ulm wird zeitgleich eine weitere Vorlesung zu klinischen Studien in deutscher Sprache angeboten. Dieser Kurs richtet sich an Studierende im Studiengang „Biometrie", so dass sein Schwerpunkt auf statistischen Methoden in der späten klinischen Entwicklung liegt. Im Gegensatz dazu fokussiert sich der Kurs „Clinical Trials" für Molekularmediziner auf die frühe klinische Entwicklung, den Übergang von in-vitro und in-vivo Experimenten zu den ersten Versuchen in Probanden und Patienten; doch es werden auch weitergehende Konzepte der Evidenzbasierten Medizin vermittelt.

Statistische Konzepte sollen dabei eher „en-passant" vermittelt werden. Dabei werden verschiedene Problemstellungen aufgezeigt und Lösungen vorgeschlagen, jedoch nicht in der Tiefe untersucht, wie sie für Studierende in Biometrie nötig wären. Wichtig ist vielmehr, dass die Studierenden erkennen, dass in klinischen Studien oftmals spezielle statistische Fragestellungen auftreten, und dass sie selbst in der Lage sein sollen, wissenschaftliche Artikel von klinischen Studien kritisch zu bewerten.

Das Institut für Biometrie und Epidemiologie hat den Masterstudiengang von Beginn an betreut. Seit 2008 wurde die Lehrveranstaltung durch den Autoren als externen Dozenten vermittelt, vor allem mit dem Ziel, durch praktische Beispiele mit einer praxisbezogenen Darstellung der frühen klinischen Entwicklung direkt auf die Bedürfnisse der Studierenden einzugehen. Durch die Einbeziehung von eigenen Erfahrungen aus der Arzneimittelentwicklung von Boehringer Ingelheim konnten die vorgestellten Konzepte mit vielen Beispielen untermauert werden.

Das Modul ist mit 5 ECTS Punkten als Pflichtveranstaltung akkreditiert. Dabei wird etwa die Hälfte der Zeit durch die Vorlesung abgedeckt, die andere Hälfte durch Selbststudium. Die Prüfung wird einerseits durch seminaristische Vorträge abgedeckt; in diesen Vorträgen sollen die Studierenden bestätigen, dass sie molekularmedizinische Methoden mit den in der Vorlesung erworbenen Kenntnissen zusammen bringen und bewerten können. Andererseits müssen die Studierenden den Abschluss eines Online-Kurses zu GCP (Good Clinical Practice) nachweisen, der noch weiterführende regulatorische und administrative Hintergründe zur Durchführung klinischer Studien vermittelt.

5.2 Methodik und Beispielanwendungen

5.2.1 Lernzielkatalog und Struktur der Vorlesung

Der Lernzielkatalog der Lehrveranstaltung wurde im Laufe der letzten Jahre entwickelt und vervollständigt. Dabei wurden auch veröffentlichte Erfahrungen aus anderen Lernzielkatalogen einbezogen (Gsellinger und Schmumacher 2006; Ring et al. 2010; Dugas et al. 2012). Die Struktur des Kataloges deckt die drei Stufen „Basiskomptenz" (notwendige Kenntnisse zum Bestehen der Prüfung), Kernkompetenz (erweiterte Kenntnisse, die eine „gute" Bewertung rechtfertigen) und Spezialkompetenz (über die unmittelbaren Anforderungen herausgehende Kenntnisse, die eine „sehr gute" Bewertung rechtfertigen) ab. Der Inhalt des Kataloges ist speziell auf dieses Fachgebiet zugeschnitten, und soll die einzelnen Elemente des Kurses im Detail vorstellen (Der Lernzielkatalog wird in Ring (2014) publiziert).

Die aktuelle Form des Kataloges wurde den Studierenden erstmals im Sommersemester 2013 vorgestellt, um ihnen die Erwartungen zu verdeutlichen und es ihnen zu ermöglichen sich in der Vorlesung und im Selbststudium auf die genannten Bereiche konzentrieren zu können.

Die Struktur der Vorlesung orientiert sich am Ablauf klinischer Studien. Nach einem Überblick in Bezug auf die Einbettung klinischer Studien in die Erkenntnisgewinnung in evidenzbasierter Medizin wird zunächst die Rolle von medizinischen Fragestellungen bei der Planung neuer Studien vorgestellt. Danach wird die Erstellung von Studienprotokollen im interdisziplinären Team und die regulatorische Genehmigung der Studie diskutiert, gefolgt von praktischen Aspekten der Studiendurchführung. Dabei werden auch die ethischen Grundlagen sowie GCP (Good Clinical Practice) diskutiert.

Es schließt sich die Planung und Durchführung statistischer Analysen an, wobei ein Schwerpunkt die Ausrichtung der Analysen an den Datentyp (qualitativ, quantitativ, Zeit bis zum Ereignis etc.) ist. Nachdem die Elemente des klinischen Studienberichtes diskutiert wurden, wird zum Schluss auch auf die Rolle von systematischen Überblicken und Meta-Analysen hingewiesen.

Innerhalb dieser Ablaufstruktur wird die wissenschaftliche Komplexität bei der Stoffvermittlung nach und nach erhöht. Während am Anfang der Vorlesung zunächst nur eher streng abgegrenzte Problemstellungen in Kleingruppen diskutiert werden, können im späteren Verlauf ganze Publikationen zu klinischen Studien in die Gruppenarbeit einbezogen werden. Beispiele dafür werden im Folgenden genannt.

5.2.2 „Produkte" der Pharmazeutischen Industrie

Da die Studierenden in molekularer Medizin besonders an der Arzneimittelentwicklung interessiert sind, wird zu Beginn der ersten Vorlesung schrittweise und interaktiv ein Diagramm „der wichtigsten Produkte der pharmazeutischen Industrie" entwickelt. Die zunächst offene Frage nach den Produkten führt meist zu Antworten wie „Tabletten", „Kapseln", „Medikamente" sowie später zu „medizinischen Geräten" und ähnlichen Gesundheitstechnologien.

Dies stellt jedoch nur eine Seite der Produkte dar. Auf die Nachfrage, ob auch ein Statistiker Medikamente herstellt, wird nach und nach die Bedeutung von „Daten" bei der Arzneimittelerstellung herausgearbeitet, und in diesem Zusammenhang die Rolle von klinischen Studien diskutiert. Darüber hinaus wird verdeutlicht, dass „Patienten" und „Ärzte" einerseits als „Kunden" der Pharmaindustrie die produzierten Medikamente erhalten, andererseits sind sie auch „Lieferanten" von Daten in klinischen Studien. Diese Rollen können im Folgenden noch vertieft werden, womit ein direkter Einstieg in die Vorlesung ermöglicht wurde. Das entwickelte Schema ist im Anhang C angefügt.

5.2.3 Diskussion der klinischen Studie von TGN 1412

Die Erstanwendung von TGN1412 im Jahr 2006 stellte einen gravierenden Einschnitt bei der Planung von künftigen Erstanwendungen dar, speziell im Hinblick auf die Sicherheit der an der Studie teilnehmenden Probanden (Suntharalingam et al. 2006). Da diese Substanz eine Vielzahl von biologischen Reaktionen auf molekularer Ebene auslöste, bis hin zu irreparablen Schäden bei zwei der Probanden, ist diese Diskussion für Studierende in Molekularmedizin sowohl wichtig als auch besonders interessant.

Nachdem am ersten Blocktag die Grundlagen der Protokollerstellung und von GCP Prinzipien vorgestellt wurden, sollen die Studierenden zum zweiten Blocktag (etwa 2–4 Wochen später) in seminaristischer Form eigene Vorträge zu vorgegebenen Themenstellungen i) zum Hintergrund der Substanz, ii) zur Studiendurchführung und die Darstellung der Nebenwirkungen, iii) zur kritischen Bewertung in der Literatur und iv) zur nachfolgenden Entwicklung regulatorischer Guidelines geben. Darüber hinaus soll (fiktiv) eine neue Studie einer möglicherweise risikoreichen Substanz geplant werden.

Ziel dieser Diskussion ist insbesondere, dass sich die Studierenden ihrer Rolle als mögliche Vorbereiter von klinischen Studien bewusst werden, und dass die Ergebnisse ihrer präklinischen in-vitro und in-vivo Experimente die Grundlage der Planung der Erstanwendung neuer Arzneimittel bilden. Sie finden dabei heraus, dass eine sorgfältige Planung ihrer Studienziele notwendig ist und in die Interpretation ihrer Ergebnisse auch mögliche weitergehende Beobachtungen einfließen sollen. In vielen Fällen kommen die Studierenden auch zu dem Ergebnis, dass eine Abgrenzung von „Hochrisiko-Substanzen" vielleicht oft nicht möglich oder sinnvoll ist, so dass die Vorsichtsmaßnahmen auch für andere Prüfsubstanzen getroffen werden sollten.

Die Vorträge werden in etwa 6 Gruppen von je 5 Studierenden erarbeitet und gemeinsam (je Gruppe) gehalten, wobei jeder Vortragende seinen eigenen Beitrag in 5 min hält. Die Bewertung des Vortrages erfolgt nach einer vorgegeben Punkteskala (mit 6 Teilkriterien) des Fachbereiches. Bewertet wird insbesondere die kritische Auseinandersetzung von GCP mit molekularmedizinischen Fakten, und die Ableitung eigener Schlussfolgerungen.

Abschließend wird kurz auf neuere statistische Methoden zur Dosisfindung in der frühen klinischen Entwicklung hingewiesen. Dabei wird erläutert, wie das (noch unsichere) Vorwissen aus präklinischen Versuchen durch Bayes-Methoden genutzt werden kann, um die Dosisstufen zu optimieren oder die Sicherheitsbewertung zu modellieren und so frühzeitig zu robusten Entscheidungen zu kommen.

5.2.4 Bewertung von klinischen Studienberichten

Die gleichen Gruppen halten am Blocktag 3 oder 4 einen weiteren Vortrag, wobei dabei das Berichten von Studien im Vordergrund steht. Hierbei sollen einerseits Artikel aus verschiedenen Phasen der klinischen Entwicklung einer antidiabetischen Substanz durch die Studierenden hinsichtlich des Umfangs der Datenpräsentation und der Einhaltung von CONSORT Richtlinien diskutiert werden, andererseits wird ein Ausblick auf das klinische Studienregister und die Rolle von Meta-Analysen und systematischen Übersichtsarbeiten gegeben.

Die Auswahl der Themen erfolgt dabei so, dass die Gruppen, die im ersten Durchgang „eher theoretischen Aspekte" vorgetragen hatten, jetzt im zweiten Durchgang eher praktische Aspekte diskutieren (und umgekehrt), so dass ein gewisser Ausgleich zwischen den Gruppen stattfindet.

Die Hälfte der Gruppen stellen die klinische Entwicklung einer antidiabetischen Substanz in den Phasen I, II und III dar. Dabei soll die Qualität von Publikationen der klinischen Studien anhand der CONSORT-Liste bewertet werden. Es wurden Artikel verschiedener Qualität ausgewählt, so dass bei der Vorstellung der einzelnen Gruppen Unterschiede herausgearbeitet werden können. Es wird dabei insbesondere deutlich, dass die

CONSORT-Punkte zur Methodik der Studien für das Verständnis und die Bewertung der Studie besonders wichtig sind. Jede dieser Gruppen kann auch Anknüpfungspunkte an molekularmedizinische Fragestellungen finden, da diese Substanz eine Vielzahl von biochemischen Reaktionen steuert, um eine Reduktion des Blutzuckers zu ermöglichen.

In den anderen Gruppen wird die Bedeutung von Studienregistern (wie ISRCTN.org oder clinicaltrials.gov) erarbeitet, damit sich Ärzte und Patienten ein umfassendes Bild über Sicherheit und Wirksamkeit von Medikamenten machen können. Damit wird im Kurs der Weg zu systematischen Übersichtsarbeiten gelegt (siehe Abschn. 5.2.6).

Im letzten Jahr wurde aus aktuellem Anlass auch die ALLTRIALS Initiative besprochen, die das Ziel einer umfassenden prospektiven Registrierung aller klinischen Studien erfordert. Die Studierenden können daraus ermessen, dass dieses Ziel gegenwärtig noch deutlich verfehlt wird, obwohl in den letzten Jahren eine Verbesserung zu verzeichnen ist.

Zwei weitere Beispiele zur Diskussion der Analyse von Studiendaten werden außerhalb der Vorträge diskutiert.

Das erste ist die Analyse von Autobahnfahrten von (Beck-Bornholdt und Dubben 2001): Zur Bestimmung des Einflusses der Geschwindigkeit auf die Unfallhäufigkeit werden zwei Gruppen von Fahrern gebildet: In Gruppe A sind alle Fahrer, die die Strecke von Hannover nach Würzburg (ca. 360 km) in weniger als 3 h zurück gelegt haben, während in Gruppe B alle Fahrer erfasst, die länger benötigt hatten. Die Studierenden müssen meist intensiv diskutieren um festzustellen, warum diese Einteilung nicht geeignet ist, die Fragestellung zu beantworten, da die Gruppeneinteilung ergebnisbasiert ist (Gruppe A wäre nicht so schnell gewesen, wenn sie einen Unfall gehabt hätten). Im Hinblick auf klinische Studien kann über diese Einteilung die Rolle von Per-Protokoll-Analysen diskutiert werden – denn für die Patienten, für die alle Bedingungen des Protokolls erfüllt sind, ist eher mit einem Studienerfolg zu rechnen.

Als zweites Beispiel wird eine Randomisation praktisch veranschaulicht. Hierbei werden zwei Arten von Kleingebäck – z. B. ein Schokokeks und ein Pfefferminzkeks in Papier verpackt und zufällig und verblindet an die Studierenden verteilt. Manchmal führt der Geruch schon vor dem Auspacken darauf, dass es sich um zwei verschiedene Arten von „Behandlungen" handelt – womit direkt Probleme bei der Herstellung und Verblindung von Prüfmedikation angesprochen werden können. Im letzten Jahr konnte darüber hinaus auch eine „Protokollverletzung" diskutiert werden, da zwei Studierende, die ihre „randomisierte" Behandlung nicht mochten, ihr Päckchen bereits vor dem Öffnen getauscht hatten.

5.2.5 Simpsons Paradoxon und die Bewertung der Subgruppen-Analyse in der CAPRIE Studie

In das Kapitel „Statistische Analyse" der Vorlesung wird mit Hilfe von Simpsons Paradoxon eingeführt. Dies zeigt den Studierenden, dass selbst bei relativ einfachen Analysen (in

Zentrum	Clinic A		Clinic B		Total	
Behandlung	Standard	Neu	Standard	Neu	Standard	Neu
Anzahl Patienten	1050	250	250	1050	1300	1300
Erfolg	630	180	70	420	700	600
%Erfolg	**60%**	**72%**	**28%**	**40%**	**54%**	**46%**
Ergebnis	*Neu: 12% besser*		*Neu: 12% besser*		*Neu: 8% schlechter*	

Abb. 5.1 Simpsons Paradoxon

diesem Fall Häufigkeiten) wesentliche statistische Konzepte berücksichtigt werden müssen.

Die Darstellung erfolgt ähnlich der in (Beck-Bornholdt und Dubben 2001), allerdings mit umgekehrtem Vorzeichen: Während bei der Analyse der Ergebnisse zweier Kliniken ein positiver Effekt eines neuen Medikamentes in jeder Klink berechnet wurde, sollen für eine Publikation die Ergebnisse nur als Gesamtbild präsentiert werden, ohne die Kliniken als Einflußfaktor zu berücksichtigen. Dabei kehrt sich jedoch scheinbar der Behandlungseffekt um (siehe Abb. 5.1).

An die Studierenden wird nun die Frage gerichtet, welche der drei folgenden Optionen aus ihrer Sicht die richtige ist:

a. Der Behandlungseffekt der neuen Medikation ist besser als der der Standardmedikation, so wie es die Einzelauswertung aufzeigte.
b. Der Behandlungseffekt der neuen Medikation ist schlechter als der der Standardmedikation, weil dies die Gesamtauswertung der Studie zeigt.
c. Es kann mit der Studie nicht ermittelt werden, ob der Behandlungseffekt der neuen Medikation besser oder schlechter ist, weil die unterschiedlichen Rechenwege zu verschiedenen Ergebnissen führen.

Zunächst wird ein Meinungsbild des gesamten Kurses ermittelt, anschließend wird Zeit für eine Diskussion in Kleingruppen (4 Studierende) gegeben, und dann das Meinungsbild der Gruppen erfragt. In den bisherigen Kursen gab es nach der Gruppendiskussion fast immer nur wenige Befürworter von c), was sicherlich ein positives Zeichen ist; während sich nicht in jedem Fall bei der zweiten Abfrage mehr Studierende der richtigen Antwort a) zugewendet hatten.

Um die richtige Antwort kurz zu erläutern, wird auf die Bedeutung „struktureller Einflussgrößen" hingewiesen, und die Frage gestellt, warum das Studienzentrum in dieser Auswertung von besonderer Bedeutung ist. Die Studierenden erkennen meist sehr schnell, dass wahrscheinlich die Population in beiden Zentren einen unterschiedlichen „Kranzheitsstatus" haben könnte; also die Patienten in Klinik B morbider sind.

Die Problematik von strukturellen Einflussgrößen wird anschließend mit den unterschiedlichen Interpretationen der CAPRIE-Studie (1996) vertieft. Dabei wird verdeutlicht, weshalb diese verschiedenen Interpretationen auf einem halbtägigen Symposium der GMDS im Jahre 2011 intensiv diskutiert wurden; dies macht deutlich, dass es in manchen Fällen nicht nur eine „einzig richtige" Sichtweise gibt, sondern eine intensive wissenschaftliche Diskussion verschiedene Aspekte beleuchten kann.

Die CAPRIE-Studie wurde als Mega-Studie mit einer Fallzahl von mehr als 15.000 Patienten Mitte der 90er Jahre durchgeführt, um einen besseren Behandlungseffekt der neuen Substanz „Clopidogrel" gegenüber der Standardmedikation „Aspirin" nachzuweisen.

Die Patienten wurden in drei klinisch verschiedenen, vordefinierten Strata zu je 5.000 Patienten eingeschlossen – dies ist der Bezug zum zuvor erläuterten Simpson-Paradoxon. Allerdings ist die Interpretation der Ergebnisse hier komplexer: Die Frage ist in dieser Studie die Wertigkeit der Subgruppen-Analyse, die im Protokoll nicht vordefiniert war, so dass in den einzelnen Subgruppen nicht genügend Power für den statistischen Test gegeben war. In der Vorlesung werden die Abbildungen 3 und 4 der Publikation („Cumulative risk of ischaemic stroke, myocarial infarction or cardiovascular death" und „Relative risk reduction and 95 % CI by disease subgroup") diskutiert.

Während das Medikament (auch auf Grund dieser Studie) weltweit zugelassen wurde, rückte in den vergangenen Jahren außerdem die Frage des „Zusatznutzes" eines neuen Medikamentes in den Vordergrund. Hierbei kamen die englische Behörde zur Nutzenbewertung (NICE) und die deutsche Behörde (IQWiG) zu verschiedenen Einschätzungen: NICE hat den Zusatznutzen für alle drei Subgruppen bestätigt, da die Gesamtstudie ohne Subgruppenanalyse geplant war und zu diesem Zeitpunkt die Bedeutung der Subgruppen nicht klar war. Das IQWiG hingegen sah die Heterogenität der Ergebnisse der Subgruppen als entscheidendes Kriterium dafür an, dass der Zusatznutzen nur in der Subgruppe „PAD" gegeben ist. Die Intensität der Diskussion kann den Studierenden auch mit der Vielzahl der Publikationen gezeigt werden (Skipka und Bender 2010; Hasford et al. 2010; Bender et al. 2010).

Insgesamt werden für den Teil „Simpsons Paradoxon" und „CAPRIE-Studie" zwei Unterrichtsstunden verwendet, was eine ausgeprägte Diskussion der Details sowie weitergehender Fragen erlaubt, wie die Bedeutung der Studienplanung und der Berücksichtigung möglicher Einflussfaktoren auf das Studienergebnis und die statistische Behandlung von Subgruppentests.

5.2.6 Systematische Übersichtsarbeiten am Beispiel von „Brustkrebs-Screening"

Während in den ersten Jahren des Kurses die „Evidenzbasierte Medizin (EBM)" nur als Gesamtkonzept vorgestellt wurde, zu der die Erkenntnisse aus klinischen Studien beitragen, wurde in den Folgejahren mehr und mehr auch auf die Bedeutung von Meta-Analysen von Studien eingegangen. Hierbei wird den Studierenden verdeutlicht, dass die Zusammenfassung kritisch bewerteter Einzelstudien umfassendere und genauere Aussagen zur Wirksamkeit und Sicherheit erlaubt. Im letzten Jahr wurde dazu das Beispiel des Nutzens von „Brustkrebs-Screening" aufgenommen, welches auf der Konferenz „Evidence Live 2013" diskutiert wurde.

Zu Beginn der Kurses werden die verschiedenen Evidenzstufen von medizinischen Informationen entsprechend (Machin et al. 2005) eingeführt: von Einzelfallberichten über retrospektive Studien, unkontrollierte prospektive Studien, randomisierte klinische Studien (RCT) bis hin zu doppelblinden RCTs. Hierbei wird in einer Gruppendiskussion herausgearbeitet, warum die jeweiligen Stufen jeweils einen höheren Evidenzgrad haben.

Am Nachmittag des letzten Blocktages wird EBM erneut aufgegriffen, und die Bedeutung der COCHRANE-Organisation bei der Erstellung von systematischen Übersichtsarbeiten betont.

Zur Einführung in das Thema sollen die Studierenden in einer 10-minütigen Kleingruppendiskussion alle ihnen bekannten Fakten zu Brustkrebs zusammenstellen. Zunächst fokussieren sich die Studierenden dieses Kurses meist auf die molekularen Grundlagen von Brustkrebs und seinen möglichen Behandlungszielen. Nach und nach wird auch genannt, dass Brustkrebs tödlich sein kann, und dass es in verschiedenen Ländern umfangreiche Screening-Programme für Frauen im Alter von 40 bis 70 Jahren gibt.

Anschließend werden die Studierenden mit der These konfrontiert, dass Brustkrebs-Screening mehr Schaden als Nutzen bringt, und es sollen noch einmal in Kleingruppen die Gründe dafür ermittelt werden. Diese Hinweise (z. B. Schaden durch Auslösung von Krebs, Übertherapie von langsamen Krebsarten, Verfügbarkeit effizienter Behandlungen auch für spätere Krebsstadien) werden wieder an der Tafel zusammengestellt.

Im nächsten Schritt werden Teile des aktuellen COCHRANE Report zu diesem Thema vorgestellt (Gøtzsche und Jørgensen 2013), zunächst der Übersichtsbericht, anschließend der erweiterte Bericht und schließlich der umfassende Bericht mit allen statistischen Auswertungen. Es wird darauf hingewiesen, dass COCHRANE mit diesen Berichten verschiede Zielgruppen erreichen will – insbesondere die Patienten selbst durch den Übersichtsbericht, der Fachtermini weitgehend vermeidet. Die Aussagen der Berichte werden kurz in Kleingruppen diskutiert.

Da die Studierenden im Rahmen ihrer Vorträge bereits mit verschieden guten Studienberichten in Berührung gekommen sind (u. a. mit CONSORT), werden an dieser Stelle mögliche Qualitätskriterien von Studien und Studienberichten zusammengestellt. In diesem Zusammenhang wird „PICO (Population, Intervention, Control, Outcome)" als weiteres Werkzeug eingeführt, mit dem man auf relativ einfache Art die Konsistenz von Ergebnissen und Interpretationen von Studienberichten prüfen kann. Dazu werden einige der in den COCHRANE-Berichten genannten Publikationen an verschiedene Kleingruppen verteilt, und in etwa 15-minütiger Gruppenarbeit die Qualität der Publikation eingeschätzt. Dabei werden bereits eine ganze Reihe der im COCHRANE-Report genannten Punkte zusammengetragen.

Zum Abschluss wird kurz in die graphische Darstellung der Primäranalyse des COCHRANE Berichtes eingeführt (Forest-Plot), um den Studierenden einen Einblick und damit die mögliche eigene Auseinandersetzung mit diesen Berichten zu ermöglichen. Als Fazit zum Brustkrebs-Screening wird genannt, dass in einigen Ländern das Screening in den letzten Jahren verringert wurde, während andere Länder noch keine Veränderungen angestoßen haben.

5.2.7 Diskussion zu möglichen Grenzen evidenzbasierter Medizin

Abhängig von der Diskussion in der Gruppe werden zu einem geeigneten Zeitpunkt noch mögliche Limitierungen von EBM diskutiert. Als Basis dient dabei der Artikel (Smith und Pell 2003), der die Wirkung von Fallschirmen zur Verhinderung von Traumata diskutiert. In diesem Artikel wird versucht, eine systematische Übersicht über Vergleichsstudien zum Effekt von „Fallschirm" oder „kein Fallschirm" beim Absprung aus Flugzeugen zu erhalten. Allerdings konnten keine randomisierten Studien gefunden werden, so dass eine abschließende Bewertung des Nutzens von Fallschirmen nicht möglich erscheint.

Für den Unterricht wird zunächst die gesamte Gruppe gefragt, wie ihre Meinung zum Thema „Fallschirmnutzung" unter den genannten Bedingungen ist. Diese Meinungen sollen dann auf ihren Evidenzgrad hin bewertet werden, der sich im Wesentlichen auf Einzelfallberichte beschränkt. Meist wird aus der Gruppe heraus erwähnt, dass es auch bei der Verwendung von Fallschirmen zu Unfällen kommen kann.

Dann sollen Überlegungen angestellt werden, wie man den Evidenzgrad erhöhen könnte. In der Regel wird eine randomisierte Studie durch die Studierenden als ethisch nicht vertretbar abgelehnt, da die Risiken den Nutzen bei Weitem überschreiten. Anschließend erhält jeder Studierende den Artikel zum Selbststudium, und soll sich mögliche Folgen für klinische Studien überlegen. Es werden auch weitere daran anknüpfende Artikel gezeigt.

Das Thema ist für die Studierenden von besonderer Relevanz, da es vor allem in onkologischen Therapiegebieten (einem Schwerpunkt der Molekularmedizin) bis vor wenigen Jahren erheblichen Widerstand gegen Placebo-kontrollierte Studien gab. Dieser Widerstand wurde ebenso mit ethischen Gründen (z. B. Patienten im Endstadium könnte man ein möglicherweise erfolgversprechendes Medikament nicht vorenthalten) gerechtfertigt.

Die Studierenden sollen anschließend die Unterschiede zwischen dem Fallschirmbeispiel und onkologischen Studien herausarbeiten, was insbesondere auf eine Bewertung von (angenommener) Sicherheit und (möglicher) Effizienz hinauslaufen kann. Oft wird auch das Thema „Individualnutzen bzw. -risiko" dem „Nutzen/Risiko für die Gesellschaft" gegenüber gestellt. Die sich hieraus ergebenden Fragen werden mit offenem Ende diskutiert, da es im ethischen Bereich oft wichtiger ist, sich kritisch auseinanderzusetzen, als eine fertige Lösung zu präsentieren.

5.3 Diskussion und Ausblick

Der Kurs wurde seit der Übernahme im Jahr 2008 kontinuierlich weiterentwickelt, um die relevanten Themen von klinischen Studien der Zielgruppe der Studierenden in molekularer Medizin zu vermitteln.

Ein zentraler Punkt war von Anfang an die Gruppendiskussion der Studie TGN 1412, da sie in besonderer Form die Bedeutung der präklinischen Forschung verdeutlicht und auch eine Auseinandersetzung mit wissenschaftlichem und ethischem Handeln ermöglicht. Die Studierenden können sich mit diesem Thema direkt identifizieren und direkt an ihr bisheriges Wissen in molekularer Medizin anknüpfen. Es war bemerkenswert, dass in den letzten Jahren zu Beginn der Lehrveranstaltung fast keiner der Studierenden diese dramatische Studie kannte. Insofern erwächst für die Vorlesung eine besondere Pflicht, die Studierenden mit dieser Studie vertraut zu machen, damit solche Probleme in Zukunft vermieden werden.

Umgekehrt verstehen die Studierenden anhand dieser Studie auch besser, warum es umfangreiche GCP- und regulatorische Anforderungen gibt, um die Patienten in Studien zu schützen. Das Format der Diskussion im Rahmen von Gruppenpräsentationen der Studierenden hat sich über die Jahre bewährt, da sich die Studierenden intensiv mit dem Thema beschäftigen können, selbst recherchieren und sich durch die Vorbereitung in der Minigruppe (je 5 Studierende) bereits im Vorfeld umfangreich mit ihrem Thema auseinandersetzen.

Die Vorträge sind mit 2×5 min pro Studierendem recht kurz, doch über die Konzentration auf ein klar umrissenes Thema und die Darstellung in der Gruppe kann man die Leistung trotzdem gut gegen die Anforderungen aus dem Lernzielkatalog bewerten. Dabei weichen die individuellen Noten fast immer nur maximal 0.4 Notenpunkte vom Mittelwert der Gruppe ab. Dabei rühren die Unterschiede meist von der eigenen Auseinandersetzung mit dem Thema her; in einigen Fällen führen formale Kriterien (Foliengestaltung, Zeitlimit) zu einer Abwertung.

Damit die Studierenden weitgehend gleich behandelt werden, präsentieren die Gruppen zwei unterschiedliche Problembereiche. Die Gruppen mit einem eher theoretischen Thema bei der ersten Präsentation erhalten ein eher praktisches Thema für die zweite Präsentation. Aus beiden Vorträgen zusammen wird die Bewertung der Studierenden durch Mittelwert der Einzelleistungen ermittelt.

Allerdings kann dieses Format nur umgesetzt werden, wenn die Vorlesung an mindestens 3 separaten Blocktagen gehalten werden kann, da die eigenständige Vorbereitung der Studierenden essentiell ist. Eine Verteilung des Kurses als doppelstündige Vorlesung über das gesamte Semester wäre besser, konnte in den letzten Jahren aus zeitlichen Gründen jedoch nicht umgesetzt werden.

Neben diesen lange etablierten Themenstellungen wurde die Vorlesung in den vergangenen Jahren speziell um Komponenten der systematischen Übersichtsarbeiten erweitert, da diese noch einen höheren Evidenzgrad als einzelne klinische Studien aufweisen können. Das Fallschirm-Beispiel ist dabei eine eher originelle Anwendung, während die Empfehlungen zum Brustkrebsscreening oft zunächst verwundert aufgenommen werden, da viele vom unbedingten Nutzen eines diagnostischen Tests ausgehen. In beiden Fällen werden die Studierenden zum Nachdenken angeregt, wobei es durch Diskussionen in Kleingruppen ermöglicht wird, dass sich alle Studierende beteiligen.

Die genannten Beispiele folgen dabei im Wesentlichen dem Ablauf von klinischen Studien (Planung, Durchführung, Auswertung, Berichtung und kritische Auseinandersetzung durch andere Wissenschaftler), werden jedoch trotzdem flexibel eingesetzt, wo dies möglich ist. So wurde das Fallschirm-Beispiel im letzten Jahr bereits zu Beginn des dritten Blocktages (und damit vor der Einführung von systematischen Übersichtsarbeiten) vorgestellt, weil die Diskussion in der Gruppe diesen Aspekt schon frühzeitig angerissen hatte.

Wir haben versucht, die Kursziele weitgehend durch problembasiertes Lernen zu vermitteln, insbesondere durch die gesteuerte Diskussion in Kleingruppen. Speziell im medizinischen Bereich wurde der positive Einfluss dieses Tools ermittelt (Koh et al. 2008; Freeman et al. 2008), und dies kann durch die Erfahrungen im präklinischen Bereich dieses Kurses untermauert werden.

Im letzten Kurs 2013 wurde den Studierenden erstmals der Lernzielkatalog zu Beginn der Vorlesung erläutert. Außerdem wurden die Gruppenvorträge durch eine 20-minütige Einführung am Ende des vorhergehenden Blocktages unterstützt. Dabei konnten sich alle Gruppen initial mit ihrem Thema beschäftigen, und auftretende Fragen direkt mit dem Dozenten besprechen. Durch beide Maßnahmen wurde den Studierenden deutlicher als in den Vorjahren, welche Schwerpunkte sie in ihren Vorträgen legen sollten, und wie sich ihr Vortrag in das Konzept der Vorlesung einbettet. Es waren deshalb deutlich weniger Fragen (per e-mail) zwischen den Blocktagen an den Dozenten gerichtet (2 Fragen statt etwa 10 in den Vorjahren), und es war eine Verbesserung der meisten Vorträge spürbar (Bewertung im Seminargruppendurchschnitt etwa 0.3 Noten besser als in den Vorjahren).

In den kommenden Jahren werden wir versuchen, weitere aktuelle Beispiele in den Kurs einzubeziehen. Anregungen hatten wir zuletzt auch durch verschiedene Konferenzen erhalten (z. B. GMDS 2011; Evidence live 2013), und wir erwarten auch künftig positive Ansätze aus externen Quellen für diese Lehrveranstaltung (z. B. Stanley et al. 2005).

Potentielle Interessenkonflikte Die Vorlesung wurde im Jahr 2008 von Herrn Prof. Muche (Institut für Biometrie, Universität Ulm) inkl. Lehrvorlagen übernommen. Alle in diesem Beitrag vorgestellten Methoden wurden in den Folgejahren unabhängig vom Institut entwickelt oder weiterentwickelt.

Anhang

Folgende elektronische Materialen zu diesem Beitrag finden Sie online:

- Folienentwicklung „Produkte der pharmazeutischen Industrie"

Literatur

Beck-Bornholdt HP, Dubben HH (2001) Der Hund, der Eier legt. Rowohlt

Bender R, Koch A, Skipka G, Kaiser T, Lange S (2010) No inconsistent trial assessments by NICE and IQWiG: different assessment goals may lead to different assessment results regarding subgroup analyses. J Clin Epidemiol 63(12):1305–1307

CAPRIE Steering Committee (1996) A randomised, blinded, trial of clopidogrel versus aspirin in patients at risk of ischaemic events (CAPRIE). Lancet 16;348(9038):1329–1339

Dugas M, Röhrig R, Stausberg J (2012) Welche Kompetenzen in Medizinischer Informatik benötigen Ärztinnen und Ärzte? Vorstellung des Lernzielkatalogs Medizinische Informatik für Studierende der Humanmedizin. GMS Med Inform Biom Epidemiol 8(1):Doc04

Freeman JV, Collier S, Staniforth S, Smith KJ (2008) Innovations in curriculum design: a multidisciplinary approach to teaching statistics to undergraduate medical students. BMC Medical Education 8:28

Gøtzsche PC, Jørgensen KJ (2013) Screening for breast cancer with mammography. Cochrane Database of Systematic Reviews, Issue 6. Art. No.: CD001877

Gsellinger R, Schumacher M (2006) Lernzielkatalog für die Fächer Epidemiologie, medizinische Biometrie und medizinische Informatik, Universität Freiburg, 2006

Hasford J, Bramlage P, Koch G, Lehmacher W, Einhäupl K, Rothwell PM (2010) Inconsistent trial assessments by the National Institute for Health and Clinical Excellence and IQWiG: standards for the performance and interpretation of subgroup analyses are needed. J Clin Epidemiol 63(12):1298–1304

Koh GCH, Khoo HE, Wong ML, Koh D (2008) The effects of problem-based learning during medical school on physician competency: a systematic review. CMAJ 178(1):34–41

Machin D, Campbell MJ (2005) Design of studies for medical research, Wiley

Ring A (2014) Development of a curriculum for a full term lecture „Clinical Trials" for students of molecular medicine. Manuscript in preparation

Ring A, Ring C, Lutz D (2010) Einsatz der Zeitschrift Hygiene & Medizin in der Weiterbildung zur Hygienefachkraft. Hyg Med 35(11):412–420

Stanley AG, Jackson D, Barnett DB (2005) The teaching of drug development to medical students: collaboration between the pharmaceutical industry and medical school. Br J Clin Pharmacol 59(4):464–474

Skipka G, Bender R (2010) Intervention effects in the case of Heterogeneity between three subgroups – Assessment within the framework of systematic reviews. Methods Inf Med 49(6):613–7

Smith GCS, Pell JP (2003) Parachute use to prevent death and major trauma related to gravitational challenge: systematic review of randomised controlled trials. Br Med J 327:1459–1461

Suntharalingam G, Perry MR, Ward S, Brett SJ, Castello-Cortes A, Brunner MD, Panoskaltsis N (2006) Cytokine storm in a phase 1 trial of the anti-CD28 monoclonal antibody TGN1412. N Engl J Med 355(10):1018–1028

Consulting Class: Ein Praktikum für Biometrie-Studierende

Rainer Muche, Jens Dreyhaupt, Ulrich Stadtmüller und Hartmut Lanzinger

> **Zusammenfassung**
>
> Die Lehrveranstaltung „Consulting Class" ist ein anwendungsbezogenes Praktikum im Studiengang Mathematische Biometrie an der Universität Ulm. Voraussetzungen sind Kenntnisse in der deskriptiven und angewandten Statistik sowie in Epidemiologie und klinischen Studien. Die Studierenden sollen nach Abschluss der Veranstaltung in der Lage sein, einfache statistische Probleme zu analysieren und zu lösen. Sie sollen vorgestellte statistische Probleme eigenständig in studentischen Arbeitsgruppen bearbeiten, um diese anschließend den anderen Studierenden vorzustellen. Ein weiterer Teil von „Consulting Class" ist die Teilnahme an einer statistischen Erstberatung im Institut für Epidemiologie und Medizinische Biometrie, um sich den Umgang mit Fachwissenschaftlern anzueignen. Des Weiteren sollen die Studierenden den Umgang mit Fach-

---

Zusätzliche Information ist in der Online-Version dieses Kapitels (doi:10.1007/978-3-642-54336-4_6) enthalten.

R. Muche (✉) · J. Dreyhaupt
Institut für Epidemiologie und Medizinische Biometrie, Universität Ulm,
Schwabstraße 13, 89075 Ulm, Deutschland
E-Mail: rainer.muche@uni-ulm.de

J. Dreyhaupt
E-Mail: jens.dreyhaupt@uni-ulm.de

U. Stadtmüller
Institut für Zahlentheorie und Wahrscheinlichkeitstheorie, Universität Ulm,
Helmholtzstraße 22, 89081 Ulm, Deutschland
E-Mail: ulrich.stadtmüller@uni-ulm.de

H. Lanzinger
Studienkommission Mathematik, Wirtschaftsmathematik, Universität Ulm,
Helmholtzstraße 22, 89081 Ulm, Deutschland
E-Mail: hartmut.lanzinger@uni-ulm.de

G. Rauch et al. (Hrsg.), *Zeig mir Biostatistik!*, Springer-Lehrbuch,
DOI 10.1007/978-3-642-54336-4_6, © Springer-Verlag Berlin Heidelberg 2014

literatur anhand einer Buchbesprechung über einschlägige Literatur für angewandte Statistik erlernen.

Im folgenden Beitrag werden die Überlegungen bei der Planung und Durchführung des Praktikums sowie spezielle Aspekte in Bezug auf

- Auswertung eines realen Datensatzes
- Statistischen Erstberatung
- Buchbesprechung

vorgestellt. Umfangreiche Anlagen unterstützen die Beschreibung.

6.1 Einleitung

6.1.1 Der Studiengang Mathematische Biometrie (Bachelor)

Anwendungsbezogene Praktika werden immer wichtiger im Bereich der Mathematischen Biometrie. Die Lehrveranstaltung „Consulting Class", das vom Institut für Epidemiologie und Medizinische Biometrie angeboten wird, ist solch ein Praktikum. Es findet im 5. Semester des Bachelor-Studienganges „Mathematische Biometrie" der Universität Ulm statt.

Seit dem Wintersemester 2008/2009 wird an der Fakultät für Mathematik und Wirtschaftswissenschaften der Universität Ulm der Bachelor-Studiengang „Mathematische Biometrie" angeboten. Die Planung, Durchführung und Auswertung von medizinischen, epidemiologischen und pharmazeutischen Studien verlangt ein umfangreiches Verständnis auf verschiedensten Wissensgebieten. Der Studiengang integriert deshalb Lehrveranstaltungen aus der Mathematik, Statistik, Informatik und den Lebenswissenschaften. Ein genauerer Überblick ergibt sich aus dem Studienplan (s. Abb. 6.1).

Das Institut für Epidemiologie und Medizinische Biometrie bietet für den Studiengang „Medizinische Biometrie" mehrere Veranstaltungen an. Dazu gehören „Deskriptive Statistik" im zweiten Semester, „Epidemiologie" und „SAS-Einführung" im dritten Semester, „Clinical Trials" im vierten Semester sowie das angewandte Praktikum „Consulting Class" im fünften Semester. Das Institut für Epidemiologie und Medizinische Biometrie bietet für diesen Studiengang ebenfalls Praktika und Bachelorarbeiten an.

6.1.2 Das Praktikum „Consulting Class"

Die Lehrveranstaltung „Consulting Class" ist ein anwendungsbezogenes Praktikum. Voraussetzungen sind Kenntnisse in der deskriptiven und angewandten Statistik sowie in Epidemiologie und klinischen Studien. Die Studierenden sollen nach Abschluss der Veranstaltung in der Lage sein, einfache statistische Probleme zu analysieren und zu lösen. Sie sollen vorgestellte statistische Probleme eigenständig in studentischen Arbeitsgruppen bearbeiten, um diese anschließend den anderen Studierenden vorzustellen. Ein weiterer Teil von „Consulting Class" ist die Teilnahme an einer statistischen Erstberatung im Institut für

	Mathematik	Statistik	Informatik	Lebenswissenschaften	Sonstiges
1	Analysis I		Allgemeine Informatik I	Grundfunktionen des Körpers II: Anatomie - 1.Teil	
	Lineare Algebra I			Grundfunktionen des Körpers II: Anatomie - 2.Teil	
2	Analysis II	Deskriptive Statistik	Allgemeine Informatik II	Grundfunktionen des Körpers I: Molekulare Medizin	Soft Skills
	Lineare Algebra II			Tierphysiologie	
3	Maßtheorie	Elementare Wahrscheinlichkeitsrechnung und Statistik	Entwicklung von Datenbankanwendungen	Epidemiologe	
		SAS-Praktikum		Praktikum Epidemologie	
4	Gewöhnliche Differentialgleichungen	Stochastik I		Clinical Trials	Berufspraktikum
		Angewandte Statistik			
5	Numerik I	Consulting Class	Einführung in die Bioinformatik	Humangenetik	Seminar
					Soft Skills
6	Wahlpflicht (mindestens 16 LP, mind. 4 LP aus dem Bereich Statistik)				
	Bachelorarbeit				

Abb. 6.1 Studienplan des Bachelor-Studiengang Mathematischen Biometrie. (Studienplan des Studiengangs Mathematische Biometrie 2014). *LP* Leistungspunkte

Epidemiologie und Medizinische Biometrie (Statistische Beratung, Institut für Epidemiologie und Medizinische Biometrie 2014) um sich den Umgang mit Fachwissenschaftlern anzueignen. Des Weiteren sollen die Studierenden den Umgang mit Fachliteratur anhand einer Buchbesprechung über einschlägige Literatur für angewandte Statistik erlernen.

6.2 Methodik

6.2.1 Aufbau der Lehrveranstaltung „Consulting Class"

Die Lehrveranstaltung ist ein anwendungsbezogenes Praktikum und findet im fünften Studiensemester des Studienganges „Mathematische Biometrie" an der Universität Ulm statt. Durch das Praktikum sollen die Studierenden verschiedene Arbeitsfelder in der Biometrie und wichtige Soft-Skills erlernen. „Consulting Class" gliedert sich in drei Teilbereiche:

- Auswertung eines realen Datensatzes
- Statistischen Erstberatung
- Buchbesprechung

Gleich zu Beginn des Semesters findet eine Einführungsveranstaltung statt, bei der eine Übersicht über den Ablauf der Lehrveranstaltung und die Begründungen für das gewählte Vorgehen gegeben wird (s. Anhang Folien mit Übersicht über Lehrveranstaltung). Die Abb. 6.2 präsentiert den zeitlichen Ablauf über das Semester, in dem die Arbeitsgruppen möglichst selbstständig die Aufgaben bearbeiten. In der Einführungsveranstaltung werden

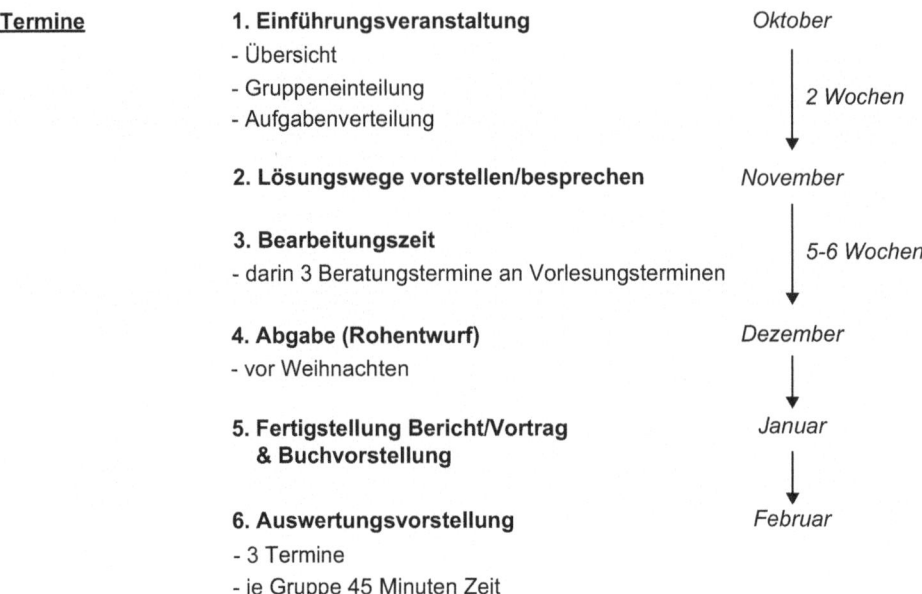

Abb. 6.2 Ablaufplan Lehrveranstaltung

die Studenten in Gruppen von etwa fünf Studierenden eingeteilt und die Aufgaben verteilt. Jeder Gruppe von Studierenden wird ein Dozent als Unterstützer und Berater zur Seite gestellt. Innerhalb der ersten zwei Wochen werden die Lösungsansätze dem Dozenten vorgestellt und mit diesem besprochen. So wird überprüft, ob sich die Studierenden auf dem richtigen Weg bezüglich der Auswertung befinden. Während der nächsten fünf bis sechs Wochen können bis zu drei weitere Beratungstermine mit dem Dozenten wahrgenommen werden. Im Dezember sind die Rohentwürfe für die Auswertung eines realen Datensatzes und der Buchbesprechung abzugeben. Endgültig fertigzustellen sind die Berichte und Vorträge im Januar, um im Februar die Ergebnisse dem ganzen Semester vorzutragen zu können. Die Prüfung von „Consulting Class" erfolgt durch einen unbenoteten Schein.

Die Idee zur Umsetzung dieses Praktikums folgt den grundlegenden, notwendigen Kenntnissen, die Biometrie-AbsolventInnen nach Ihrem Studium haben sollten:

- Auswertungen von medizinischen Daten
- Kommunikation mit Klinikern/ Medizinern (in einer Beratung)
- Literatur für das zu bearbeitende Problem sichten und finden können

Folgende Prüfungsleistungen sind von den Studierenden in Gruppenarbeit zu leisten, um den Schein für Consulting Class zu bekommen (Tab. 6.1).

Tab. 6.1 Prüfungsleistung für „Consulting Class". (Modulhandbuch des Studiengangs Mathematische Biometrie 2004)

Teilbereich	Voraussetzung für dein Schein
Auswerten eines realen Datensatzes	Bericht und Vortrag in Gruppenarbeit
Statistische Erstberatung	Individuelle Teilnahme und Erstellen eines Protokolls
Buchbesprechung	Buchbesprechung in Gruppenarbeit

6.2.2 Lernziele in „Consulting Class"

Die wichtigsten Lernziele in „Consulting Class" sind, dass die Studierenden vor allem den Umgang mit einer Analyse und die Lösung statistischer Fragestellungen sowie der Umgang mit Fachliteratur erlernt haben und auch anwenden können. Des Weiteren sollen im Rahmen von Gruppenarbeiten und Vorträge Soft-Skills bezüglich Kommunikation und Präsentation der Ergebnisse ausgebaut werden. Im Sinne der Taxonomie der kognitiven Bereiche von Claus (1989, S. 25) werden hier nach *Wissen* und *Verstehen* die Kenntnisse der dritten Ebene (*Anwenden*) benötigt und angesprochen. Die Kenntnisse statistischer Methoden und/oder die Erarbeitung bisher unbekannter statistischer Methoden muss hier aus anderen Lehrveranstaltungen übertragen bzw. neu erlernt werden.

Auf Basis dieser Taxonomie sollen die Studierenden Alternativen gegeneinander abwiegen, Entscheidungen treffen und sich Wissen aneignen können. Die Kategorie *Wissen* setzt im anwendungsbezogenen Praktikum „Consulting Class" Kenntnisse in der deskriptiven und angewandten Statistik, der Epidemiologie und im Bereich der klinischen Studien voraus. Sie ist die Grundlage, um zur zweiten Ebene *Verstehen* zu gelangen. Nur dann kann die Auswertung an einem realen Datensatz stattfinden und das Protokoll der statistischen Erstberatung sowie die Buchbesprechung erstellt werden. Damit findet im weiteren Verlauf auch die dritte Kategorie *Anwenden* statt. Diese dritte Kategorie wird in der Veranstaltung „Consulting Class" angestrebt. Die Studierenden sollen ihre bisher erlernten Kenntnisse nun praktisch anwenden. Die Abb. 6.3 fasst die verschiedenen Aspekte auf eine etwas andere Art nochmals zusammen.

6.2.3 Anwendungsorientiert/problemorientiert

„Consulting Class" ist anwendungsorientiert. Bei den Anwendungsaufgaben wird den Lernenden eine reale Situation vorgegeben, in der sie ein oder mehrere Probleme zu lösen haben. Ein Problem, das in einer realen Situation vorkommen kann, wird auf ein mathematisches Problem abgebildet. In „Consulting Class" beinhaltet dies die Auswertung eines realen Datensatzes anhand einer wissenschaftlichen Fragestellung. Damit sollen sie an die Arbeitssituation in Ihrem späteren Beruf in der Biometrie oder Statistik vorbereitet

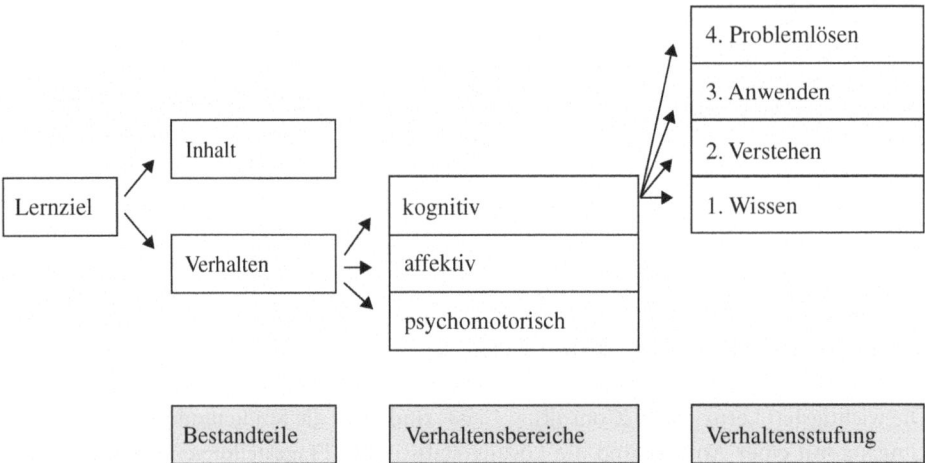

Abb. 6.3 Lernziele – Bestandteile, Verhaltensbereiche, Verhaltensstufen. (Riedl 2010, S. 37)

werden. Deshalb ist sie ein wichtiger Bestandteil der anwendungsorientierten Mathematik. Dieser Bereich wird in „Consulting Class" dadurch abgedeckt, dass für die Auswertung des realen Datensatzes alle regulären Statistiksoftwarepakete wie beispielsweise SAS, R oder SPSS nutzbar sind. Diese Statistiksoftwarepakete sind für die Auswertung zu verwenden, Auswertungen „per Hand" sind nicht zulässig.

„Consulting Class" ist auch problemorientiert. Bei der problemorientierten Mathematik liegt der Schwerpunkt auf der Lösung des mathematischen Problems. Es kommen Anwendungsaufgaben vor, die realen Situationen gleichen. Ziel ist es, bei den Studierenden die Entwicklung und Steigerung der Problemlösefähigkeit zu fördern. Sie sollen Methoden und Strategien zu den Problemen finden, erlernen und anwenden. Bei der Auswertung eines realen Datensatzes betrifft dies die deskriptive und angewandte Statistik, Epidemiologie und klinische Studien. Die mathematischen Fähigkeiten sollen weiter vertieft werden. Die Studierenden sollen sich mit dem Problem der Fragestellung auseinandersetzen und in der Gruppe diskutieren, wie ein möglicher Lösungsweg aussehen könnte. Mögliche Probleme sollen gemeinsam gelöst werden. Das Schreiben des Protokolls der statistischen Erstberatung soll dazu dienen, einen Praxisbezug zu den Problemen in der Statistik herzustellen. Die fachliche Kommunikation zwischen Methodiker und Anwender soll verfolgt und in einem Protokoll festgehalten werden. So lernen die Studierenden gleichzeitig Probleme und Lösungswege kennen. Anhand der Buchbesprechung soll mit dem bisher angeeigneten mathematischen Wissen kritisch mit dem Fachbuch umgegangen werden. Das fachliche mathematische Niveau soll eingeschätzt und positive und negative Aspekte des Fachbuches besprochen werden.

Wichtig bei der problemorientierten Mathematik ist die Motivation, besonders in der Anfangsphase während eines Problemlösungsprozesses. Der Lösungsprozess soll weiter vorangetrieben und nicht während der ersten Ansätze aufgegeben werden. Um die Studierenden weiter zu motivieren und auf den richtigen Lösungsansatz zu bringen, werden deshalb in der Anfangsphase verschiedene Beratungstermine mit den Dozenten festgesetzt.

Zudem müssen Rohentwürfe von der Auswertung eines realen Datensatzes und der Buchbesprechung vor der endgültigen Abgabe zur Kontrolle zur Verfügung gestellt werden, damit eine „falsche" Bearbeitung des Projektes nicht zu Demotivation führt.

Im Folgenden werden die drei von den Studierenden zu bearbeitenden Aufgaben etwas genauer dargestellt.

6.2.4 Auswerten eines realen Datensatzes

Ziel der Auswertung eines realen Datensatzes ist es, eine medizinische Fragestellung anhand vorliegender Daten mit statistischen Methoden zu beantworten. Jede Gruppe von Studierenden bekommt einen Datensatz mit Fragestellung, Zielgrößen, eventuellen Lösungshinweisen und einer Datensatzbeschreibung zur Verfügung gestellt. In der Datensatzbeschreibung werden sowohl der medizinische Hintergrund als auch Variablenbeschreibungen, Kodierungen, eventuelle Berechnungsmöglichkeiten sowie Ausschlusskriterien aufgeführt. Ein Beispiel wird im nächsten Abschnitt beschrieben. Da einige der Datensätze aus realen Forschungsprojekten stammen und um auf die besondere Schutzwürdigkeit klinischer Daten hinzuweisen müssen die Studierenden ein Formular zur Schweigepflicht unterschreiben (s. Anhang). Die Betreuung der Auswertungen teilen sich mehrere Dozenten. Um den Aufwand zu minimieren ist es sinnvoll, jedem eine Musterlösung an die Hand zu geben. Es gilt hier: *Dies ist EINE Lösung – nicht DIE Lösung.* Den Studierenden steht zu, auch anders an die Lösung der medizinischen Fragestellung zu gehen. Für folgende Fragestellungen und Analyseansätze sind von MitarbeiterInnen des Instituts Lösungen vorbereitet worden und stehen zur Nutzung zur Verfügung. Eine Übersicht der aktuell verfügbaren Datensätze zeigt Tab. 6.2.

Weitere, von uns gesuchte Beispiele sollen folgende Aspekte betreffen: Anwendung Mixed Model (zufälliger Faktor), Non-Inferiority-Studie, Übereinstimmungsanalyse (Kappa, ICC), Fallzahlplanung (adaptiv), Meta-Analyse, multiples testen, nichtparametrische Analyse, Faktorenanalyse, Fragebogenentwicklung (Reliabilität, Validität). Hinweise zu Datensätzen und Fragestellungen sind sehr willkommen.

Am Ende des Semesters ist ein schriftlicher Bericht abzugeben. Dort müssen alle inhaltlichen Ergebnisse der Auswertung sowie die entsprechende Begründung und inhaltliche Interpretation enthalten sein. Zudem ist ein Vortrag über die Auswertung zu halten, der üblicherweise mit Power-Point gestaltet wird. Ein wichtiges Lehrziel dabei ist u. a. die Einhaltung der Zeitvorgaben für die Präsentation.

6.2.5 Statistische Erstberatung

In einer Erstberatung im Institut für Epidemiologie und Medizinische Biometrie können Kliniker Fragen zu dokumentarischen und statistischen Aspekten ihrer Forschungsprojekte stellen. Ziel der Teilnahme an einer Erstberatung für die Studierenden der Mathematischen Biometrie ist es, die Kommunikation zwischen Anwendern und Methodikern und

Tab. 6.2 Übersicht Auswertungsbeispiele mit Auswertungsidee

Datensatz	Beschreibung	Auswertung
Adcon-Studie	Klinische Studie zur Untersuchung der Wirksamkeit eines Gels bei Bandscheiben-OP	Klinische Studie
Melanoma	Identifizierung von Risikofaktoren beim malignen Melanom	Survival Analyse
Körperfett	Bestimmung des Fettanteils anhand anthropometrischer Parameter	Variablenselektion, Lineares Modell
Laufleistung	Gehstreckenveränderung durch ein Medikament bei pAVK	Cross Over-Studie
Reha	Prognose der Erwerbsunfähigkeit nach einer stationären Rehabilitation	ROC-Analyse
Reha	Validierung eines logistischen Regressionsmodells der Erwerbsunfähigkeit nach einer stationären Rehabilitation	Bootstrap
Zahnbrücke	Unterschiede in der Bruchfestigkeit von Freiendbrücken im Gebiss	ANOVA
KHK	Identifizierung von Risikofaktoren der koronaren Herzkrankheit (Fall-Kontroll-Studie)	Bedingte logistische Regression
Murnau	Risikofaktoren zum Diabetes Typ II bei übergewichtigen Kindern und Jugendlichen	Logistische Regression
Körpertemperatur	Normalwerte Körpertemperatur	t-Tests
Colon-Ca	Vergleich dreier Therapien beim Colon-Ca	Survival-Analyse
SPICE	ITT-Analyse (missing values) in klinischer Studie	Missing value imputation, logistische Regression
Prop-Odds	Diagnostik von Herzerkrankungen (ordinal)	Proportional Odds Modell
DMFT	Vergleich von Zahnpräventionen	Poisson-Regression

das Abstrahieren von Problemen auf mögliche Lösungen kennenzulernen. Die Termine für die Teilnahme an einer Erstberatung werden individuell an jeden Studierenden durch das Sekretariat des Instituts vergeben. Vor der Erstberatung hat der Studierende das entsprechende „Anmeldungsformular für die Erstberatung", das von dem Fragensuchenden ausgefüllt wurde, durchzulesen (Statistische Beratung, Institut für Epidemiologie und Medizinische Biometrie 2014). Durch den Fragebogen verschafft sich der Studierende vor der Beratung einen Überblick über das Thema, die Art der Arbeit, die Fragestellung sowie die Studienart (klinische Studie, Tierversuch oder Laborversuch). Durch das anschließend zu erstellende Protokoll soll der/die Studierende lernen, statistische Probleme und Fragestellungen schriftlich zusammenzufassen.

Unsere Erfahrungen sind, dass dies eine sehr arbeitsintensive Aufgabe für unsere KollegInnen ist. Die Studierenden sollen den ersten Entwurf eine Woche nach der Beratung abgeben. Dieser wird auf inhaltliche Richtigkeit aber auch auf sprachliche und strukturelle Aspekte durchgesehen. Die Studierenden haben bis dahin in der Mathematik keine Protokolle zu schreiben gehabt und haben entsprechend oft Probleme. Das präzise Beschreiben biometrischer Aspekte mit Fachbegriffen wird deshalb hier mühsam bei 1–3 Runden der Verbesserung des Protokolls geübt. Dabei sollten die wesentlichen Rechtschreibfehler – die erstaunlich oft trotz Rechtschreibhilfe in der Textverarbeitung vorkommen – mit korrigiert sein. Um Abhilfe zu schaffen haben wir Merkblätter und Checklisten für die Protokollerstellung sowie Beispielprotokolle auf die Internetseite des Projektes gestellt (s. Anlagen).

6.2.6 Buchbesprechung

Für ein Standardwerk aus dem Bereich der Medizinstatistik soll von jeder Gruppe innerhalb der Lehrveranstaltung „Consulting Class" eine Buchbesprechung verfasst werden. Lernziel der Erstellung einer Buchbesprechung ist es, dass man schnell einen Überblick über Inhalt, Niveau sowie positive und negative Aspekte der Fachliteratur erhalten kann. Die Studierenden sollen eine subjektive Einschätzung des Einsatzes von statistischer Fachliteratur erlernen. So sollen die spätere Nutzung und Auswahl von Literatur für den eigenen Bedarf optimiert werden. Das Niveau der Buchbesprechung sollte so gehalten werden, dass es anschließend in einer deutschsprachigen Fachzeitschrift publiziert werden könnte. Der Umfang sollte ein bis zwei DIN-A4 Seiten entsprechen. Die Buchbesprechung wird anschließend den anderen Studierenden des Semesters im Plenum vorgestellt. Beispiele für Buchbesprechungen sind im Anhang zu finden. Einige Bücher, die für Buchbesprechungen zur Verfügung gestellt wurden, sind bisher:

- Bland M: An Introduction to Medical Statistics
- Cook T, Demets, DL: Introduction to Statistical Methods for Clinical Trials
- Hosmer DW, Lemeshow, S: Applied Survival Analysis
- Fahrmeir T, Kneib T, Lang S: Regression
- Leonhart R: Lehrbuch Statistik
- Fahrmeir T, Künstler R, Pigeot I, Tutz G: Statistik
- Dmitrienko A, Molenberghs G, Chuang-Stein C, Offen W: Analysis of Clinical Trials Using SAS
- Neter J, Kutner MH, Wasserman W, Nachtsheim CJ: Applied Linear Statistical Models.
- Hosmer DW, Lemeshow S: Applied Logistic Regression
- Greenalgh T: Einführung in die Evidence-based Medicine
- Dmitrienko A, Chuang-Stein C, D'Agostini R: Pharmaceutical Statistics Using SAS
- Fitzmaurice GM, Laird NM, Ware JH: Applied Longitudinal Analysis

Datensatzbezeichnung: Colon

Fragestellung:

Patienten mit Dickdarmkrebs (Colon-Karzinom) sind mit 3 verschiedenen Therapien behandelt worden. Die Frage ist, ob eine der Therapien bezüglich des Überlebens der Patienten den anderen überlegen ist. Bei der Beantwortung der Fragestellung sollen weitere bekannte Einflussgrößen berücksichtigt werden.

Zielgrößen: Überlebenszeit

Tod durch Colon Karzinom nach Behandlung

Abb. 6.4 Fragestellung des „Consulting-Class"-Datensatzes Colon-Ca

1 Medizinischer Hintergrund

Die Daten stammen aus Untersuchungen, die bei Patienten mit einem Colon-Karzinom im Rahmen einer Studie durchgeführt wurden. Es handelt sich bei diesen Studiendaten um einen nicht bekannten Datensatz aus dem R-Paket. Die Operation umfasste das vollständige Entfernen des Tumors zusammen mit 2,5 cm umliegendem Gewebe. Zu den Untersuchungen gehörte die Feststellung der Ausdehnung des Tumors im Darm, ob der Tumor eine Verstopfung des Darms hervorgerufen hat, ob andere Organe vom Tumor befallen wurden oder ob Lymphknoten von Metastasen befallen wurden. Es wurde davon ausgegangen, dass dies wichtige prognostische Parameter dafür sind, dass Patienten mit einem großen Tumor und/oder einem metastasierendem Tumor ein erhöhtes Risiko haben, an Colon-karzinom zu sterben.

Das Colon-karzinom, auch Dickdarmkrebs genannt, ist ein hochgradig bösartiger Tumor der Darmschleimhautzellen. Er neigt dazu, früh Metastasen über Lymph- und Blutbahnen zu streuen und ist die am häufigsten tödlich verlaufende Krebserkrankung mit weltweit stark steigender Anzahl an Neuerkrankungen.

Metastasen im engeren Sinne bezeichnen Absiedlungen eines Tumors in entferntem Gewebe.

Die Fähigkeit eines Tumors, Metastasen zu bilden, verschlechtert die Heilungschancen einer Krebserkrankung erheblich. Die tatsächlichen Heilungschancen hängen von der Art und der Lokalisation des Tumors ab.

Metastasen entstehen, indem sich Krebszellen vom ursprünglichen Tumor ablösen, mit dem Blut oder mit der Lymphe wandern und sich in anderen Körperteilen wieder ansiedeln und vermehren. Je nach dem Ausbreitungsweg heißen sie hämatogene (Blut) oder lymphogene (Lymphe) Metastasen.

Durchschnittlich werden bei 30 % aller Patienten mit bösartigen Tumoren Metastasen schon bei der Erstdiagnose festgestellt. Bei weiteren 30 % findet man sie erst im weiteren Behandlungsverlauf. Schon sehr kleine Tumoren können metastasieren.

Abb. 6.5 Medizinischer Hintergrund des „Consulting-Class"-Datensatzes Colon-Ca

6.3 Beispielanwendung: Colon-Ca

In diesem Abschnitt soll beispielhaft eine Fragestellung für ein Auswertungsprojekt dargestellt werden (Abb. 6.4, 6.5, 6.6 und 6.7). Im Folgenden werden die Medizinische Fragestellung und Datensatzbeschreibung dargestellt, die zugehörige Musterlösung findet sich im Anhang.

2 Variablenbeschreibung und Kodierung

Variable	Beschreibung/Kodierung
id	Patientenidentifikationsnummer
study	Gilt für Patienten die an der Studie teilnehmen: 1 = für alle teilnehmenden Patienten
rx	Behandlungsart: Obs = Patient wird nur beobachtet Lev = Patient bekommt Levamisol Lev+5-Fu = Patient bekommt Levamisol und Chemotherapie
sex	Geschlecht: 0 = weiblich 1 = männlich
age [y]	Das Alter des Patienten in dem der Tumor festgestellt wurde
obstruct	Verstopfung des Darmes durch den Tumor: 0 = keine Verstopfung des Darmes 1 = Verstopfung des Darmes

Abb. 6.6 Variablenbeschreibung (Ausschnitt) des „Consulting-Class"-Datensatzes Colon-Ca

3 Daten

Die Daten stammen aus dem R-Paket und stehen dort im Paket Survival unter dem Namen COLON zur Verfügung. Eine weitere Beschreibung des Datensatzes mit einigen Literaturhinweisen findet sich unter http://127.0.0.1:23885/library/survival/html/colon.html. Zur Nutzung in „Consulting Class" können die Daten von der Internetseite des Faches unter http://www.uni-ulm.de/med/epidemiologie-biometrie/lehre.html heruntergeladen werden. Das Passwort wird in der ersten Besprechung bekannt gegeben.

Name: daten_colon.xls

Datenauszug:

	A	B	C	D	E	F	G	H	I	J	K	L	M	N	O
1	id	study	rx	sex	age	obstruct	perfor	adhere	nodes	status	differ	extent	surg	node4	time
2	1	1	Lev+5FU	1	43	0	0	0	5	1	2	3	0	1	1521
3	2	1	Lev+5FU	1	63	0	0	0	1	0	2	3	0	0	3087
4	3	1	Obs	0	71	0	0	1	7	1	2	2	0	1	963
5	4	1	Lev+5FU	0	66	1	0	0	6	1	2	3	1	1	293
6	5	1	Obs	1	69	0	0	0	22	1	2	3	1	1	659
7	6	1	Lev+5FU	0	57	0	0	0	9	1	2	3	0	1	1767
8	7	1	Lev	1	77	0	0	0	5	1	2	3	1	1	420
9	8	1	Obs	1	54	0	0	0	1	0	2	3	0	0	3192
10	9	1	Lev	1	46	0	0	1	2	0	2	3	0	0	3173
11	10	1	Lev+5FU	0	68	0	0	0	1	0	2	3	1	0	3308
12	11	1	Lev	0	47	0	0	1	1	0	2	3	0	0	2908
13	12	1	Lev+5FU	1	52	0	0	0	2	0	3	3	1	0	3309

Abb. 6.7 Datenbeschreibung (Ausschnitt) des „Consulting-Class"-Datensatzes Colon-Ca

Das Ziel dieser Aufgabe ist es, mit Methoden der Survival-Analyse (Kaplan-Meier, log-rank-Test, Cox-Regression) herauszufinden, welche der drei Therapien (in der Variable rx) die besten Ergebnisse in Bezug auf das Überlebensverhalten zeigt. (Musterlösung s. Anhang)

6.4 Diskussion und Ausblick

6.4.1 Grenzen

Zuerst war für das hier beschriebene Praktikum „Consulting Class" geplant, reale Beispiele aus der statistischen Beratung den Studierendengruppen zur Verfügung zu stellen. Der Weg über vorbereitete Lehrbeispiele ist aber gewählt worden, weil nicht garantiert werden kann, dass zu Beginn des Wintersemesters genügend (3–4) geeignete Fragestellungen und Beratungsfälle zur Verfügung stehen. Außerdem sind die Zeitvorstellungen zwischen Klinikern und den Biometrie-Studierenden sehr unterschiedlich. Die Kliniker möchten zeitnah eine Problemlösung, um mit ihrer Forschung weitermachen zu können. Eine längere Diskussionsphase mit Näherung an eine Lösungsstrategie passt hier selten.

6.4.2 Chancen und Anwendungsmöglichkeiten

Mit dem Praktikum „Consulting Class" bearbeiten die Studierenden des Studiengangs im 5. Semester erstmals eigenständig klinische Fragestellungen mit statistischen Methoden. Da statistische Methoden im Studiengang erst ab dem 3. Semester gelehrt werden, kann das Praktikum nicht früher angeboten werden, da die Studierenden sonst nicht auf Lehrstoff zurückgreifen könnten. Einführungen in R und SAS sind bis dahin ebenfalls vorgekommen. Da das Praktikum rechtzeitig vor einem 8-wöchigen Pflichtpraktikum in der Industrie und vor der Bachelorarbeit abgehalten wird, gehören alle drei Elemente zur praktischen Ausbildung, die mit dem Bachelor nach 6 Semestern einen Abschluss findet.

Wir würden gerne den Inhalt noch auf eine „Diskussion publizierter Studien" erweitern, in der die Studierenden den Umgang mit typischen klinischen Fachartikeln über Studien vertraut gemacht werden sollen. In einer Gruppenarbeit sollen anhand von Regelwerken (CONSORT-Statement 2014 und andere) die statistischen Aspekte der Studienplanung, Auswertung und Interpretation herausgearbeitet werden. Dafür müssen wir geeignete Artikel sichten und uns selber einen Überblick verschaffen. Außerdem könnte diese zusätzliche Aufgabe zuviel Lehrstoff für 4 ECTS-Punkte sein.

Wir geben gerne unsere Lehrmaterialien an interessierte FachkollegInnen weiter, wenn wir auf der Ebene eines Austauschs Lösungen (mindestens Daten und Fragestellungen) für weitere Beispiele erhalten. Wir sind gespannt auf Ihre Rückmeldungen!

Anhang

Folgende elektronische Materialen zu diesem Beitrag finden Sie online:

- Foliensatz zur Übersicht über Lehrveranstaltung 2012 (Nutzung am ersten Termin)
- Übersicht Inhalt Internetseite zur Lehrveranstaltung
- Schweigepflichterklärung
- Aufgabenstellung Beispielauswertung (Survival-Analyse Colon-Ca)
- Beispielauswertung (Survival-Analyse Colon-Ca)
- Merkblatt zur Erstellung von Protokollen
- Checkblatt zur Erstellung von Protokollen
- Beispiel für ein Protokoll
- Beispiel für eine Buchbesprechung – Vortrag
- Beispiel für eine Buchbesprechung – Handout/Text

Literatur

Claus HJ (1989) Einführung in die Didaktik der Mathematik. Wiss. Buchges., Darmstadt
CONSORT-Statement (2014) http://www.consort-statement.org. Zugegriffen: 20. März 2014
Riedl A (2010) Grundlagen der Didaktik. Franz Steiner Verlag, Stuttgart
Statistische Beratung, Institut für Epidemiologie und Medizinische Biometrie (2014) Universität Ulm. http://www.uni-ulm.de/med/epidemiologie-biometrie/dienstleistungen.html. Zugegriffen: 20. März 2014
Studienplan des Studiengangs Mathematische Biometrie (Bachelor) (2014) Universität Ulm. https://uni-ulm.de/studium/studiengaenge/bachelorstudiengaenge/mathematik-und-wirtschaftswissenschaften/mathematische-biometrie-bachelor.html. Zugegriffen: 20. März 2014
Modulhandbuch des Studiengangs Mathematische Biometrie (Bachelor) (2014) Universität Ulm, Modulhandbuch. https://www.uni-ulm.de/studium/studiengaenge/bachelorstudiengaenge/mathematik-und-wirtschaftswissenschaften/mathematische-biometrie-bachelor.html. Zugegriffen: 20. März 2014

Teil III
Softwareanwendungen zur Unterrichtsgestaltung

Datensatzerstellung mit dem rDatGen 1.0

Aline Naumann und Sebastian Hoffmeister

Zusammenfassung

Lehre lebt von Beispielen. Ganz besonders in der Statistik ist es wesentlich, den Nutzen und die praktische Anwendung von Methoden anhand geeigneter Beispiele zu präsentieren. Für viele Anwendungen gibt es klassische Datensätze, die gern zu Demonstrationszwecken verwendet werden (z. B. den Iris-Datensatz). Diese haben allerdings oft den Makel, dass sie thematisch weit entfernt von der tatsächlichen Anwendung der Zuhörer sind.

Mit dem rDatGen 1.0 präsentieren wir eine Webapplikation, die es erlaubt schnell und ohne besondere Vorkenntnisse in einem statistischen Programmpaket Beispieldatensätze zu erstellen. Es können Datumsvariablen oder Zufallszahlen aus den gängigsten Verteilungen simuliert werden. Zusätzlich ist es möglich verschiedene Variablen über eine Formel miteinander zu kombinieren und somit Datensätze mit vorgegebenen Zusammenhängen zu erstellen. Die Datensätze können individuell für bestimmte Auswertungsmethoden und das Interessensgebiet der Zuhörer erzeugt werden. Das Herunterladen der Datensätze als CSV-Datei ermöglicht die Weiterverwendung in beliebiger Statistiksoftware.

Der rDatGen 1.0 ist online unter dem Link http://spark.rstudio.com/antueb/rDatGen/ verfügbar.

A. Naumann (✉)
Institut für Klinische Epidemiologie und angewandte Biometrie, Eberhard Karls Universität Tübingen, Silcherstraße 5, 72076 Tübingen, Deutschland
E-Mail: aline.naumann@uni-tuebingen.de

S. Hoffmeister
STATCON, Schulstraße 2,
37213 Witzenhausen, Deutschland
E-Mail: sebastian.hoffmeister@statcon.de

7.1 Einleitung

Gute Lehre lebt auch von Beispielen. Eine Möglichkeit ist die Erklärung anhand von Parallelen zu Alltagssituationen, wie das Beispiel von Herrn Doktor Sorglos beim Klettern[1] (Beck-Bornholdt und Dubben 2001) zur Veranschaulichung des Problems bei multiplen Tests. Großer Beliebtheit erfreut sich aber auch die Erklärung anhand konkreter Beispiele. Hierbei sollte darauf geachtet werden, dass die Beispiele dem Interessensgebiet und Kenntnisstand der Zuhörer entsprechen. Lehrveranstaltungen, die ein breites Feld an Themen behandeln, können ihren „roten Faden" durch Beispiele unter einem gemeinsamen Thema (z. B. der Auswertung einer Studie) verdeutlichen oder aufbauen. Zudem gibt es Themen, wie die Definition des Konfidenzintervalls, die vielleicht nur anhand von Beispielen erklärt werden können. Bei der Gestaltung einer Lehrveranstaltung stellt sich somit die grundsätzliche Frage nach geeigneten Beispielen bzw. nach geeigneten Daten. Die Suche nach einem zur Lehrveranstaltung passenden Beispieldatensatzes gestaltet sich oft schwierig, da auch die rechtliche Seite geklärt sein muss: Dürfen die Daten im Rahmen einer Lehrveranstaltung verwendet bzw. veröffentlicht werden?

Natürlich wecken die im Rahmen der Lehrveranstaltung erhobenen Daten bei den Zuhörern das größte Interesse. Allerdings stellt sich hier die Zeitfrage. Ist die Teilnehmerzahl groß, sprengt die Erhebung und Aufbereitung der Daten schnell den zeitlichen Rahmen. Ist die Teilnehmerzahl gering, können gegebenenfalls bestimmte Themen aufgrund der geringen Fallzahl nicht anhand der erhobenen Daten behandelt werden.

Auswertungsbezogene Beispieldatensätze sind für die meisten Statistikprogramme über die Hilfe oder Zusatzpakete verfügbar. Diese sind auf ein bestimmtes Thema oder eine bestimmte Auswertung ausgerichtet und lassen sich somit nur schwer in anderen Themengebieten verwenden. Gerade in den Basisveranstaltungen und Softwarekursen wird aber ein breites Spektrum an Themen behandelt.

Einen zur Lehrveranstaltung passenden Datensatz, der die Grundlage aller Beispiele bildet, kann oft nur eigens für diese simuliert werden. Auch bei simulierten Daten kann das Interesse der Zuhörer geweckt werden, wenn der Datensatz stimmig ist. Das heißt, die Zusammensetzung der Variablen plausibel und der Wertebereich bzw. die Verteilung der einzelnen Variablen sinnvoll ist. Zudem ermöglicht die Variante der simulierten Daten sehr einfach mehr als einen Beispieldatensatz mit der gleichen Aussage oder zwei Beispieldatensätze mit konträren Aussagen zu verwenden. Die Erstellung eines eigenen Beispieldatensatzes setzt wiederum den Zugang zu entsprechender Software und die Kenntnis des Umgangs mit dieser voraus. Der Zugang zu lizenzierter Software ist in der Regel mit enormen Kosten verbunden. Die Anwendung einer Software erfordert eine gewisse Einarbeitungszeit.

Die von uns entwickelte Webapplikation, der rDatGen 1.0, bietet eine schnelle und kostenlose Lösung bei der Simulation eines Beispieldatensatzes. Sie basiert und verwendet die Software R^2 (R Core Team 2013), ist aber online unter dem Link http://spark.rstudio.com/antueb/rDatGen/ verfügbar und über eine Klickoberfläche leicht zu bedienen. Somit muss der Anwender die Software R weder auf seinem Computer installieren, noch benötigt er Programmierkenntnisse für diese. Der mit dem rDatGen 1.0 erzeugte Datensatz kann als CSV-Datei heruntergeladen werden. Dieses Datei-Format lässt sich von den gängigsten Auswertungsprogrammen öffnen.

7.2 Methodik

Die Weboberfläche des rDatGen 1.0 (siehe Abb. 7.1) gliedert sich in drei Teile.

7.2.1 Eingabemaske

Auf der linken Seite befindet sich grau unterlegt die Eingabemaske. Hier lässt sich im ersten Feld die Anzahl an Zeilen für den zu erzeugenden Datensatz eintragen. Im darunter liegenden Block können die Einstellungen der Spalte vorgenommen werden. Dazu zählen der Spaltenname, der Verteilungstyp und die Parameter der entsprechenden Verteilung.

Folgende Verteilungstypen stehen zur Auswahl:

- Betaverteilung
- Binomialverteilung
- Chi-Quadrat Verteilung
- Exponentialverteilung
- Gleichverteilung
- Hypergeometrische Verteilung
- Lognormal Verteilung
- Normalverteilung
- Poissonverteilung

In der Auswahlliste des Verteilungstyps befinden sich zusätzlich die Schlagwörter *Datum*, *Formel* und *Stichprobe*.

Mit *Datum* wird für jede Zeile aus einem Zeitfenster (frühester bis spätester Zeitpunkt) zufällig ein Datum gezogen. Das ausgegebene Datum besitzt das Format JJJJ-MM-TT.

Unter der Einstellung *Formel* können die Werte der Spalte mithilfe einer Formel berechnet werden. Diese Formel kann auf die Werte bereits im Datensatz bestehender Spalten durch Verwendung der zugehörigen Spaltennamen zugreifen (siehe Abb. 7.7).

Mit *Stichprobe* kann die Ergebnismenge durch die Eingabe eines Bereiches (Minimum bis Maximum) und der Abstandsweite zwischen den Zahlen selbst definiert werden. Aus dieser Ergebnismenge wird für jede Zeile ein Wert zufällig mit oder ohne Zurücklegen gezogen.

rDatGen 1.0

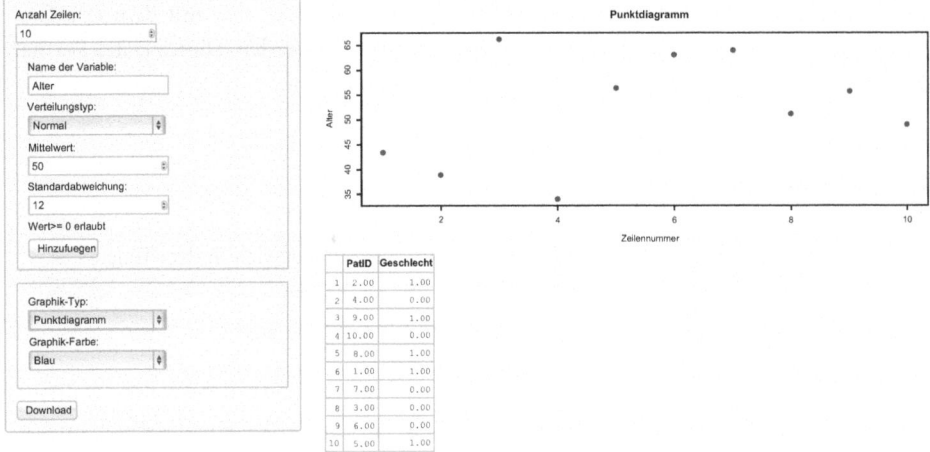

Abb. 7.1 Weboberfläche des rDatGen 1.0

Nach der Auswahl des Verteilungstyps werden unterhalb die Werte der zugehörigen Parameter bzw. die erforderlichen Eingaben erfragt. Anmerkungen zum Format, Eingabehilfen und Einschränkungen im Wertebereich werden unterhalb des jeweiligen Eingabefeldes angezeigt. Wurden alle Einstellungen der Spalte vorgenommen, kann diese über den Button *Hinzufuegen* an den Datensatz angehängt werden.

Mit dem *Download* Button, der sich links unten befindet, kann der fertige Datensatz als CSV-Datei heruntergeladen oder angezeigt werden.

7.2.2 Graphik

Auf der rechten Seite der Weboberfläche befindet sich oben eine Graphik. Diese zeigt die Werte der Spalte, die aktuell in der Eingabemaske eingestellt ist und bietet somit eine Vorschau auf die Werte, die durch *Hinzufuegen* an den Datensatz angehängt werden. Um die Vorschau übersichtlicher zu gestalten, kann die Art der Graphik auf der linken Seite in der Eingabemaske eingestellt werden. Dabei stehen folgende Graphik-Typen zur Auswahl:

- Punktdiagramm
- Balkendiagramm
- Histogramm

Die Farbe der Anzeige kann ebenfalls in der Eingabemaske zwischen blau, grau, grün und rot gewählt werden.

Das Datum bildet hier einen Sonderfall, da hierfür nur die Darstellung eines Balkendiagramms verfügbar ist.

7.2.3 Datensatz

Zu Beginn ist die rechte untere Hälfte der Weboberfläche des rDatGen 1.0 leer. In diesem Bereich wird der aktuelle Stand des Datensatzes angezeigt, der mit dem *Download* Button heruntergeladen wird. Sobald die erste Spalte hinzugefügt wurde beginnt die Anzeige, die sich mit jeder weiteren hinzugefügten Spalte nach rechts erweitert.

Ein neuer Datensatz kann erst wieder nach dem Schließen und Neuaufruf der Webseite generiert werden.

7.3 Beispielanwendungen

7.3.1 Beispiel 1: Basisdaten für Kaplan-Meier-Kurve

Zur Erstellung einer Kaplan-Meier-Kurve werden eine Zeit- und eine Statusvariable benötigt. Die Zeitvariable beschreibt die Zeitspanne, die jede Person im Rahmen der Studie beobachtet wurde. Dabei handelt es sich entweder um die Dauer zwischen einem definierten Startzeitpunkt (z. B. Tag der Operation) und dem Eintreten eines definierten Ereignisses (z. B. Auftreten eines Rezidivs) oder um die Dauer zwischen diesem Startzeitpunkt und dem Zeitpunkt der Zensierung der Person (z. B. Studienende oder Austritt der Person aus der Studie). Die Kennzeichnung für welche Person ein Ereignis vorliegt und für welche nicht findet in der Statusvariable statt (0 = Ereignis eingetroffen, 1 = Zensierung liegt vor).

Im Rahmen eines Softwarekurses stellt die Berechnung der Zeitspanne aus zwei Datumsangaben eine zusätzliche Übung dar. Der zugehörige Beispieldatensatz könnte wie folgt mit dem rDatGen 1.0 erstellt werden.

Schritt 1 Anlegen der Spalte mit den Patientenidentifikationsnummern

Der Beispieldatensatz umfasst 12 Patienten mit einer eindeutigen Identifikationsnummer, die zwischen 100 und 200 liegt. In Abb. 7.2 wird die Spalte PatID genannt und mit dem Verteilungstyp *Stichprobe* (mit *Minimum* = 100 und *Maximum* = 200, einer Schrittweite von 1 für die natürlichen Zahlen und ohne Zurücklegen für die Eindeutigkeit der Identifikationsnummer) erzeugt.

rDatGen 1.0

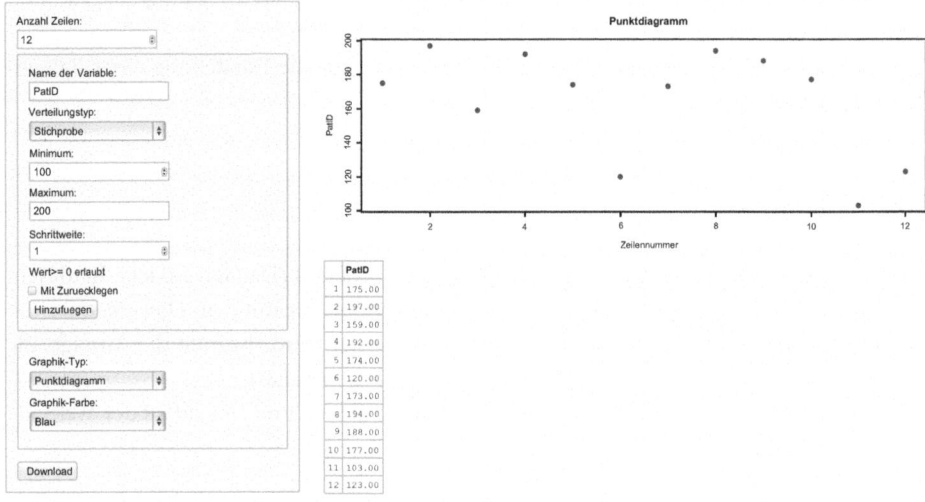

Abb. 7.2 Erstellung der Variablen mit der Patientenidentifikationsnummer

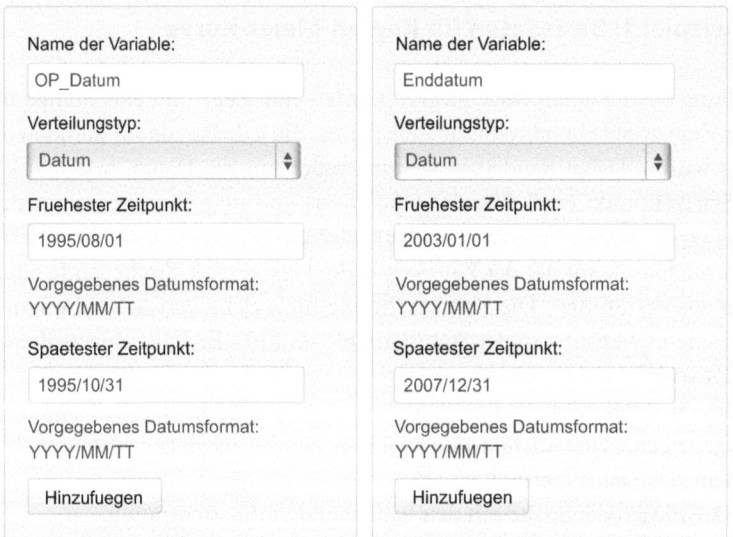

Abb. 7.3 Erstellung der Variablen mit dem Tag der Operation (links) und mit dem Tag des Beobachtungsendes (rechts)

Schritt 2 Anlegen der Datums-Spalten für den Tag der Operation und den Tag des Beobachtungsendes

Beide Spalten werden mit dem Verteilungstyp *Datum* simuliert (siehe Abb. 7.3). Das Operationsdatum kann zwischen dem 01.08.1995 und dem 31.10.1995 liegen. Das Enddatum kann zwischen dem 01.01.2003 und dem 31.12.2007 liegen.

7 Datensatzerstellung mit dem rDatGen 1.0

Abb. 7.4 Erstellung der Statusvariablen

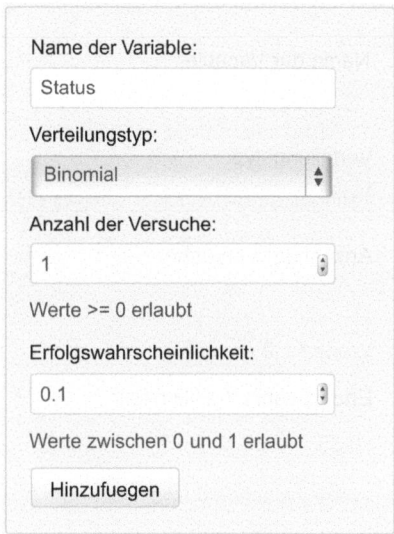

Abb. 7.5 Darstellung des heruntergeladenen Beispieldatensatzes

	PatID	OP_Datum	Enddatum	Status
1	175	1995-09-20	2006-12-01	0
2	197	1995-09-16	2003-12-06	0
3	159	1995-10-18	2005-01-07	0
4	192	1995-10-29	2006-03-08	0
5	174	1995-09-26	2006-05-01	0
6	120	1995-09-29	2007-01-05	1
7	173	1995-08-06	2003-01-06	0
8	194	1995-08-01	2006-02-24	0
9	188	1995-10-25	2007-05-11	0
10	177	1995-10-24	2003-03-15	0
11	103	1995-10-10	2005-05-29	0
12	123	1995-10-17	2004-01-07	1

Schritt 3 Anlegen der Statusvariablen

Die Statusvariable wird mit dem Verteilungstyp *Binomial* mit *Anzahl der Versuche* = 1 erzeugt, was einer Bernoulli-Verteilung entspricht. Die Erfolgswahrscheinlichkeit für das Eintreten einer Zensierung (= 1) ist in Abb. 7.4 auf 10 % gesetzt.

Abbildung 7.5 zeigt den für Beispiel 1 erzeugten Datensatz nach dem Herunterladen und Öffnen mit einem Statistiksoftware-Programm. Der Beispieldatensatz enthält 10 Patienten mit Auftreten eines Rezidivs und zwei Patienten mit Zensierung (PatID = 120 und 123).

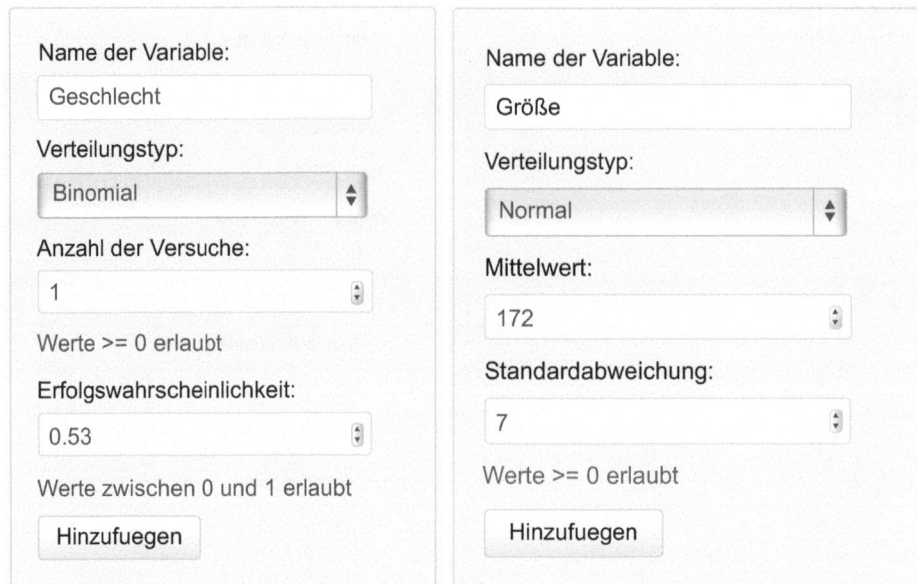

Abb. 7.6 Erstellung der Einflussvariablen Geschlecht (links) und Körpergröße (rechts)

7.3.2 Beispiel 2: Basisdaten für lineare Regression

Zur Erstellung einer Regressionsgleichung werden unabhängige Einfluss- und eine abhängige Zielgröße benötigt. Dieses Beispiel beschränkt sich auf den Fall einer stetigen Zielgröße (z. B. das Körpergewicht) und zwei Einflussgrößen (z. B. die Körpergröße als stetige Einflussvariable und das Geschlecht als nominale Einflussvariable).

Schritt 1 Anlegen der Spalte mit den Personenidentifikationsnummern
Diese Spalte kann analog zu Abb. 7.2 erstellt werden.

Schritt 2 Anlegen der unabhängigen Einflussvariablen Geschlecht und Körpergröße
Die Variable Geschlecht wird analog zu Abb. 7.4 mit einer Bernoulli-Verteilung simuliert. Die Erfolgswahrscheinlichkeit für das Auftreten eines weiblichen Studienteilnehmers (0 = männlich, 1 = weiblich) beträgt 53 %. Die Körpergröße wird in Abb. 7.6 mit einer Normalverteilung mit einem Mittelwert von 172 cm und einer Standardabweichung von 7 cm simuliert.

Schritt 3 Anlegen der abhängigen Zielvariablen Körpergewicht
Der Beispieldatensatz umfasst 94 Personen. Das Körpergewicht wird mit dem Verteilungstyp *Formel* erzeugt. Die verwendete Gleichung lautet:
Körpergewicht = Körpergröße − 90 − 0,1 * Körpergröße * Geschlecht + Fehler
Damit werden bei jeder Person 90 Einheiten von der Körpergröße abgezogen. Bei Frauen (Geschlecht = 1) werden weitere 10 % der Körpergröße abgezogen. Zum Schluss wird ein Fehler aufaddiert, der aus einer Standardnormalverteilung stammt.

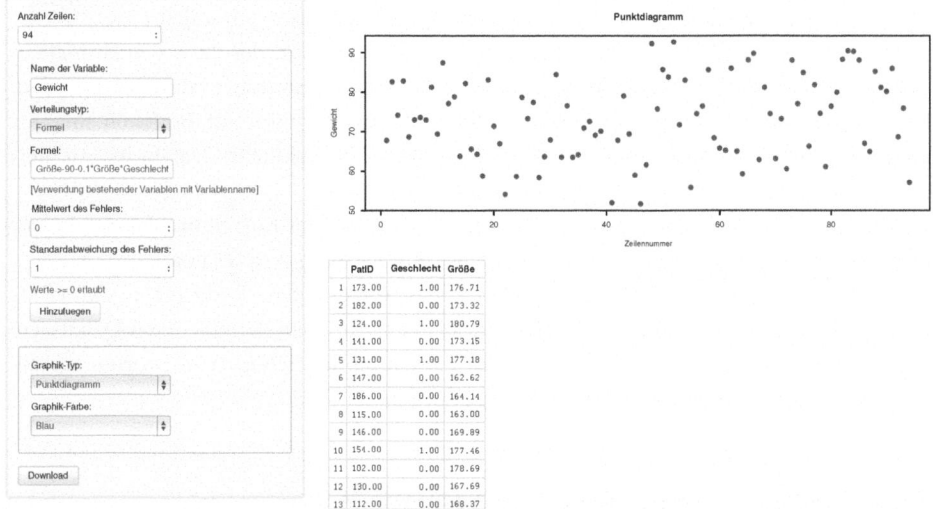

Abb. 7.7 Erstellung der Zielvariablen Körpergewicht

7.4 Diskussion und Ausblick

Der rDatGen liegt in seiner ersten Version vor und wird beständig weiterentwickelt. Ein kleines Manko besteht noch in der Simulation von Datumsangaben, da hier bisher keine Berücksichtigung von Feiertagen und dem Wochenende möglich ist. Dies könnte zum Beispiel bei Datumsangaben eine Rolle spielen, die den Tag einer Diagnose oder Operation darstellen. Somit könnte auf das Argument des Bereitschaftsdienstes verzichtet werden.

Ein großes Manko, das sich voraussichtlich nicht so schnell lösen wird, ist die Tatsache, dass der rDatGen 1.0 nicht von mehreren Personen gleichzeitig verwendet werden kann.

Für die nähere Zukunft sind zwei entscheidende Erweiterungen der Funktionalität geplant:

1. Simultane Erzeugung mehrerer Datensätze
2. Simulation von Daten aus nichtparametrischen Verteilungsmodellen

7.4.1 Multiple Datensätze

In den bisher beschriebenen Anwendungen lag der Fokus auf der Erstellung eines stimmigen Datensatzes zur Verwendung als Beispiel im Rahmen von Lehrveranstaltungen. Ein weiteres Element der Lehrveranstaltungen im akademischen Bereich bildet die zugehörige Abschlussprüfung. Im Rahmen der Abschlussprüfung soll gezeigt werden, dass die wesentlichen Konzepte der Lehrveranstaltung verstanden wurden und angewendet werden können. Wenn sich die Möglichkeit bietet, können den Teilnehmern Datensätze vorgelegt werden, anhand welcher sie spezifische Fragestellungen beantworten sollen.

Der rDatGen wird noch um die Funktion erweitert, dass auf der Basis von einmal gewählten Einstellungen (Variablen) gleichzeitig mehrere Datensätze simuliert werden. Diese Datensätze weisen alle die gleichen Merkmale bzw. Struktur auf, bestehen aber aus unterschiedlichen Werten. So kann jedem Prüfling ein individueller Datensatz mit gleichem Schwierigkeitsgrad zur Bearbeitung vorgelegt werden.

Natürlich erhöht sich durch die Vielzahl an Datensätzen der Korrekturaufwand. Dieser Nachteil lässt sich aber durch Verwendung eines Auswertungsskriptes kompensieren.

Ein zusätzliches Eingabefeld ermöglicht es dem Nutzer eigene R-Skripte an den rDatGen zu übergeben. Diese Skripte werden automatisch für jeden der erzeugten Datensätze durchgeführt. Damit können bereits bei der Erstellung die richtigen Antworten für die Prüfungsfragen für jeden Datensatz generiert werden.

7.4.2 Nichtparametrische Verteilungsmodelle

Der rDatGen 1.0 enthält die gängigsten Verteilungsmodelle. Allerdings gibt es immer wieder Situationen in denen speziellere Verteilungen benötigt werden, die nicht einfach durch eine parametrische Darstellungsform beschrieben werden können.

Ein einfachstes Beispiel hierfür ist die Verteilung des Körpergewichts von Personen beiderlei Geschlechts, für die eine bimodale Verteilung zu erwarten ist.

Im rDatGen 1.0 ist es möglich eine bimodale Verteilung mithilfe einer Formel zu simulieren (siehe Abb. 7.7 und 7.8).

Dieser Weg ist etwas umständlich, da zunächst eine Gruppenvariable (im Beispiel das Geschlecht) erzeugt und an den Datensatz angebunden werden muss. Es ist geplant, ein grafisches Werkzeug zur Verfügung zu stellen, in dem der Nutzer eine Wunschverteilung „zeichnen" kann.

Dies kann z. B. durch die Angabe von Koordinaten von Punkten auf der Dichtefunktion geschehen (rote Kreuze in Abb. 7.9). Der rDatGen generiert aus den gewählten Koordinaten den Wertebereich sowie eine Dichtefunktion (graue gestrichelte Linie in Abb. 7.9). Auf Basis dieser Information können leicht Zufallszahlen aus der gewünschten Verteilung gezogen werden, ohne dass sich der Anwender um die genaue funktionale Form der Verteilung kümmern muss.

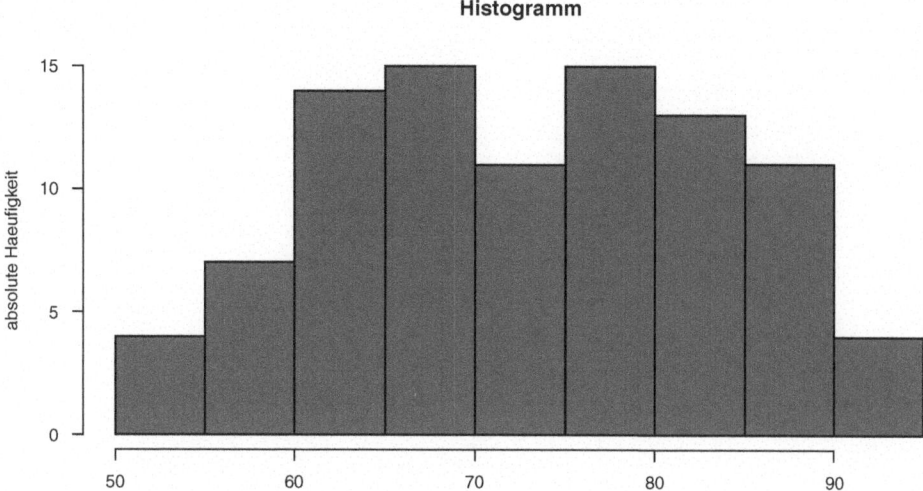

Abb. 7.8 Histogramm der in Abb. 7.7 erzeugten Variablen Gewicht

Abb. 7.9 „Zeichnen" von Dichtefunktionen

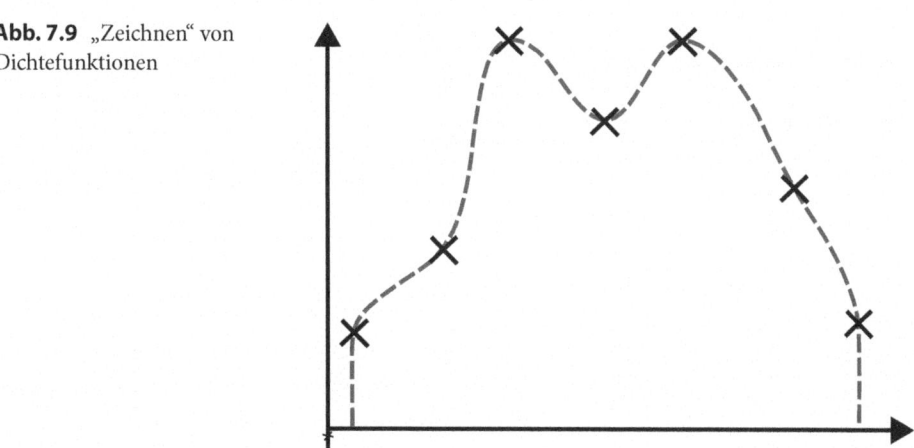

Literatur

Beck-Bornholdt H-P, Dubben HH (2001) Der Hund der Eier legt. Rowohlt Tb, Hamburg (ISBN-10 3499611546)

R Core Team (2013) R: A language and environment for statistical computing. R Foundation for Statistical Computing, Vienna. http://www.R-project.org/. Zugegriffen: 6. April 2014 (ISBN 3-900051-07-0)

AquaSim – Simulation zur Prüfung der Wirksamkeit eines Impfstoffs für Clownfische

Christian D. Kohl

Zusammenfassung

AquaSim ist eine Software, mit welcher die Durchführung einer zweiarmigen Studie zur Prüfung der Wirksamkeit eines Impfstoffes anschaulich simuliert werden kann.

Das als Lehr- und Lernsoftware entwickelte System wurde darauf ausgerichtet, Kindern und Jugendlichen den prinzipiellen Ablauf einer klinischen Studie und das Prüfen einer Hypothese anhand einer Stichprobenuntersuchung zu verdeutlichen. Als kindgerechtes Beispiel wurde die Prüfung der Wirksamkeit eines Impfstoffes für Clownfische gewählt.

Die Software kann sowohl von Lehrenden zu Demonstrationszwecken, als auch von Lernenden zum Durchführen eigener Experimente genutzt werden.

8.1 Einleitung

AquaSim wurde am Institut für Medizinische Biometrie und Informatik der Universität Heidelberg bereits mehrfach bei Veranstaltungen im Kontext der „Kinderuniversität" genutzt. Dabei wurde das Ziel verfolgt, Kindern Themen aus der Biometrie einfach und ver-

---

Zusätzliche Information ist in der Online-Version dieses Kapitels (doi:10.1007/978-3-642-54336-4_8) enthalten.

C. D. Kohl (✉)
Institut für Medizinische Biometrie und Informatik,
Universität Heidelberg, Im Neuenheimer Feld 305,
69120 Heidelberg, Deutschland
E-Mail: christian.kohl@med.uni-heidelberg.de

ständlich zu vermitteln. Hierzu wurde das System auf einem Laptop mit angeschlossenem Beamer eingesetzt.

8.2 Methodik und Beispielanwendung

Hinter AquaSim steht das folgende, fiktive Szenario:

Clownfische leben von Seeanemonen gut geschützt in den tropischen Bereichen des Indopazifiks. Trotzdem kann es passieren, dass ein Clownfisch an der „Clownfischkrankheit" erkrankt. Diese Krankheit kann für Clownfische sehr unangenehm sein. Daher haben Wissenschaftler einen Impfstoff entwickelt, der Clownfische davor schützen soll, sich mit der Clownfischkrankheit zu infizieren – ähnlich wie es beispielsweise für Menschen Impfstoffe gegen Kinderlähmung oder Masern gibt.

Allerdings ist noch unklar, ob der neue Impfstoff Clownfische tatsächlich schützen kann. Erste, testweise durchgeführte Impfungen von Clownfischen lassen das vermuten, doch sind auch einige geimpfte Clownfische erkrankt. Daher soll jetzt systematisch untersucht werden, ob geimpfte Clownfische besser vor der Clownfischkrankheit geschützt sind als ungeimpfte.

AquaSim ermöglicht es, diese Studie durchzuführen. Die Clownfische werden im Rahmen der Studie zufällig in zwei Gruppen eingeteilt – eine Gruppe erhält die neue Impfung, die andere Gruppe erhält die Impfung nicht. Nach einiger Zeit werden aus beiden Gruppen zufällig Fische ausgewählt und untersucht, ob sie krank sind (da die beiden Gruppen sehr groß sind, kann jeweils nur eine Stichprobe aus der Gruppe untersucht werden – kranke Fische erhalten natürlich ein Medikament gegen die Clownfischkrankheit).

8.2.1 AquaSim starten

AquaSim wird durch Ausführen der Datei *AquaSim.jar* im *AquaSim* Verzeichnis gestartet (bei korrekt installierter Java-Laufzeitumgebung genügt hierzu normalerweise ein Doppelklick auf die Datei *AquaSim.jar*).

8.2.2 Konfiguration von Test- und Kontrollgruppe

Nach dem Start von AquaSim erscheinen zunächst die beiden in Abb. 8.1 dargestellt Eingabefenster, welche eine Konfiguration von Test- (geimpft) und Kontrollgruppe (nicht geimpft) ermöglichen. In beiden Gruppen kann jeweils die Anzahl der gesunden und der kranken Fische durch Eingabe in das jeweilige Textfeld festgelegt werden. So kann die Ausgangssituation dem jeweiligen Demonstrationszweck angepasst werden. Sobald die Eingabe beendet ist, wird das „Aquarium-Fenster" jeder Gruppe geöffnet, indem jeweils die Schaltfläche *Start* angeklickt bzw. bei aktiviertem Konfigurationsfensters einer Gruppe die *Eingabetaste* gedrückt wird.

8 AquaSim – Simulation zur Prüfung der Wirksamkeit eines …

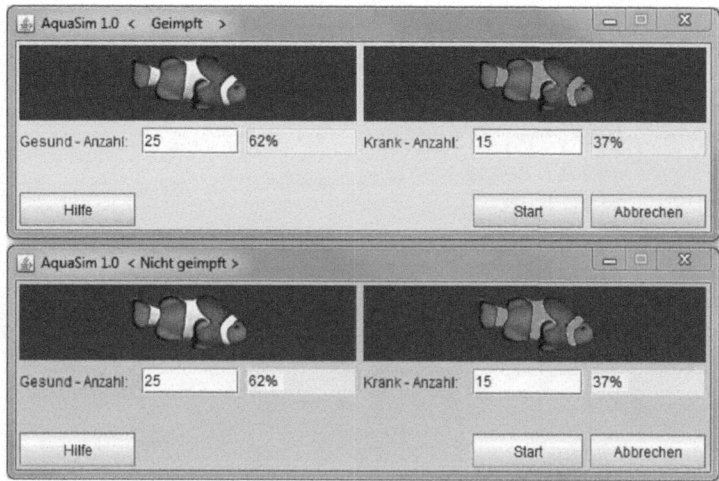

Abb. 8.1 Konfigurationsfenster – Definition von Test- und Kontrollgruppe

Anmerkungen:

- Sobald eine Eingabe verändert wird, werden die zugehörigen Prozentzahlen neu berechnet. Eine manuelle Veränderung der Prozentangaben ist jedoch nicht vorgesehen.
- Unzulässige Eingaben (z. B. Buchstaben), werden vom System nicht angenommen.
- Zu den meisten Elementen sind erklärende Tooltipps hinterlegt. Diese erscheinen, wenn sich der Mauszeiger über dem jeweiligen Element befindet.
- Die verwendeten Farben („geimpft = gelb" und „nicht geimpft = blau") werden in der gesamten Anwendung so genutzt. Ebenso erkennt man erkrankte Fische immer daran, dass sie anstelle einer weißen über eine grüne Zeichnung verfügen.

Tipp:

- Durch das Öffnen eines Aquarium-Fensters (siehe Abb. 8.2) kann das verbleibende Konfigurationsfenster überdeckt werden. Durch einen Doppelklick auf die Titelleiste des offenen Aquarium-Fensters, wird dieses auf halbe Breite reduziert. Hierdurch wird das verbliebene Konfigurationsfenster wieder sichtbar, so dass auch das zweite Aquariumsfenster aufgerufen werden kann.
- Ebenso kann das zweite Aquarium-Fenster durch einen Doppelklick auf halbe Breite reduziert werden. Indem eines der beiden Aquarium-Fenster verschoben wird, können beide nebeneinander auf dem Bildschirm angeordnet werden. (Durch das Verändern der Größe der Aquariums-Fenster soll den Fischen aber kein Platz weggenommen werden. Wenn die Aquarium-Fenster nicht ihre volle Größe haben, kann es daher passieren, dass Fische „aus dem Bild schwimmen".)

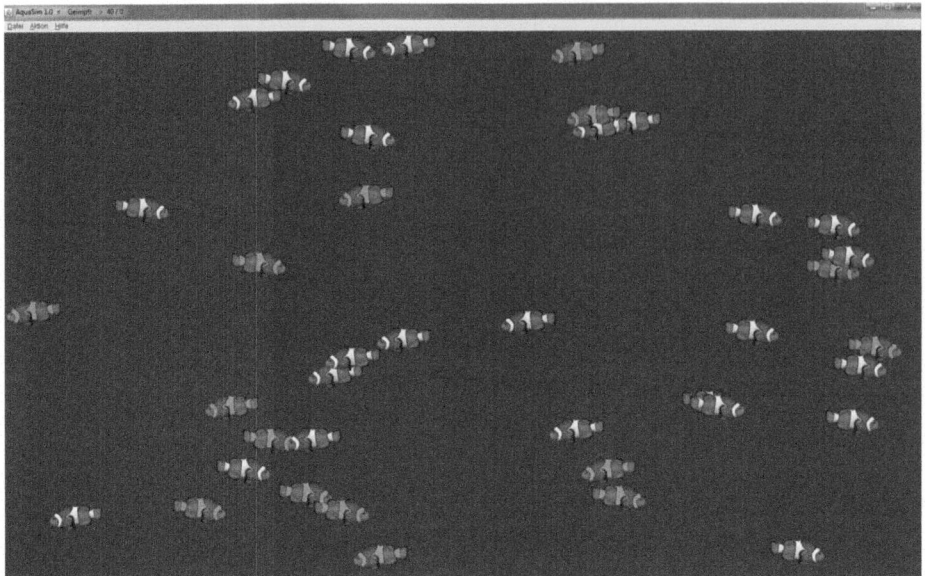

Abb. 8.2 Aquarium-Fenster

8.2.3 Ziehen der Stichproben

Sobald beide Aquarium-Fenster geöffnet wurden, kann mit dem Ziehen der Stichproben begonnen werden. Hierzu wird ein Kescher solange blind durch das Aquarium gezogen, bis sich darin zufällig ein Fisch befindet. Der Fisch im Kescher wird untersucht und es wird notiert, ob es sich um einen gesunden oder um einen kranken Fisch handelt. Danach wird der Fisch in die Freiheit entlassen (erkrankte Fische erhalten vorher natürlich noch ein Medikament gegen die Clownfischkrankheit). Mit jedem „gezogenen" Fisch verringert sich die Anzahl der Fische im jeweiligen Aquarium…

…das „Ziehen" eines Fisches erfolgt in AquaSim durch Auswahl einer Gruppe (Anklicken des jeweiligen Aquarium-Fensters) und Drücken der *Leertaste*. Hierdurch wird zufällig ein Fisch aus dem aktuell ausgewählten Aquarium gefischt. Der gezogene Fisch wird in einem neuen „Kescher-Fenster" angezeigt – siehe Abb. 8.3.

Durch nochmaliges Drücken der *Leertaste* wird das Fenster wieder geschlossen. Mit einem weiteren Druck auf die *Leertaste* wird ein neuer Fisch aus dem Aquarium gezogen. Das Ziehen wird solange wiederholt, bis so viele Fische, wie als Stichprobenumfang gewünscht, aus einer Gruppe gezogen wurden. Dann wird das Aquarium-Fenster dieser Gruppe minimiert (nicht schließen!), das Aquarium-Fenster der anderen Gruppe aktiviert und auch dort die gewünschte Anzahl an Fischen gezogen.

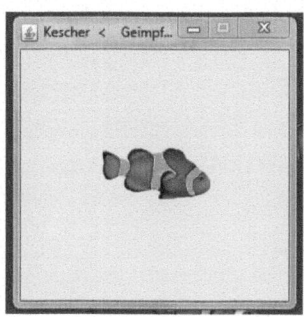

Abb. 8.3 Kescher-Fenster – hier wurde aus der Gruppe der geimpften Fische (gelber Hintergrund) ein kranker Fisch (grüne Zeichnung) gezogen

Anmerkungen:

- In der Titelleiste der Aquarien-Fenster wird permanent angezeigt, wie viele Fische sich in diesem Aquarium befinden und wie viele Fische bereits daraus gezogen wurden („X/Y": X ... Anzahl Fische im Aquarium; Y ... Fische die gezogen und in die Freiheit entlassen wurden).
- Über die Menü-Zeilen der Aquarium-Fenster können alle Funktionen, wie etwa das Ziehen eines Fisches, ausgelöst werden – zu jedem Menüpunkt werden dort auch die zugeordneten Tastaturkürzel angezeigt.
- Ein manuelles Erfassen der gezogenen Fische ist nicht notwendig – das System speichert automatisch, wie viele gesunde und kranke Fische aus den beiden Gruppen gezogen wurden.
- Das „Zufallsmoment" beim Ziehen der Fische wird mit Hilfe der Java-Klasse java.util. Random realisiert. Die Klasse generiert Pseudo-Zufallszahlen.

8.2.4 Auswertung

Durch Drücken der *Eingabetaste* wird eine Kontingenztafel („Auswertungsfenster" – siehe Abb. 8.4) dargestellt, an welcher abgelesen werden kann, wie viele kranke und gesunde Fische aus der Gruppe der geimpften bzw. der nicht geimpften Fische bisher gezogen wurden. In der Titelzeile dieses Auswertungsfensters wird ferner das Chancenverhältnis angezeigt, als geimpfter Fisch gesund zu bleiben, im Verhältnis zu einem Fisch, der nicht geimpft wurde. Durch erneutes Drücken der *Eingabetaste* kann das Auswertungsfenster wieder geschlossen werden.

8.2.5 AquaSim beenden

Es ist nun möglich, weitere Fische zu ziehen oder durch Drücken der Taste *R* das gerade ausgewählte Aquarium neu mit Fischen zu füllen. Durch Drücken der Tastenkombination *Alt + F4* wird AquaSim beendet.

Abb. 8.4 Auswertungsfenster

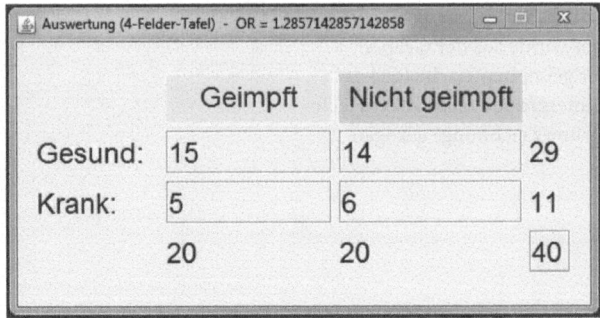

8.3 Diskussion und Ausblick

AquaSim erlaubt es, sehr anschaulich den Aufbau und Ablauf einer zweiarmigen Studie zur Prüfung der Wirksamkeit eines Impfstoffs zu illustrieren.

Es ist angedacht, AquaSim so zu erweitern, dass auch die Teststatistik für einen Chi-Quadrat-Vierfeldertest künftig automatisch berechnet werden kann.

Danksagung Herzlichen Dank an Bernhard Freier (www.meerwasseraquaristikfreier.de) für die Erlaubnis, das Bild des Clownfischs nutzen zu dürfen. Besonderer Dank gilt auch Geraldine Rauch, Cornelia Kunz und Meinhard Kieser, welche die Idee zur Entwicklung von AquaSim gegeben und das System mehrfach im Rahmen der Kinderuniversität praktisch eingesetzt haben.

Anhang

Folgende elektronische Materialien zu diesem Beitrag finden Sie online:

- Anleitung zur Nutzung von AquaSim
- Ausführbare Datei *AquaSim.jar*

Prüfungsmöglichkeit in einem Statistiksoftware-Kurs

Ein Lehrprojekt im Studiengang Humanmedizin an der Universität Ulm

Rainer Muche, Beate Einsiedler, Marianne Meule und Benjamin Mayer

Zusammenfassung

Eine noch so gute didaktisch aufbereitete Lehreinheit ist nicht immer nachhaltig, vor allem wenn sie ohne Konsequenzen bleibt. Ein wichtiger Faktor für Nachhaltigkeit im Studium ist es, dass die erlernten Kenntnisse und Fähigkeiten auch abgeprüft werden.

Im Fach Medizinische Biometrie/Querschnittsfach Q1 an der Universität Ulm wird das Pflichtseminar unter anderem in einem PC-Pool anhand einer Statistiksoftware gelehrt. Da liegt es nahe, den Stoff auch anhand von Aufgaben, die mit der Statistiksoftware zu lösen sind, abzuprüfen. Eine Lehre am Rechner und anschließende Prüfung anhand einer Papierklausur – im Zweifel auch noch mit MC-Aufgaben – erscheint uns bei weitem nicht adäquat. Deshalb haben wir im Rahmen eines Lehrprojektes (gefördert durch das Studiendekanat der Medizinischen Fakultät an der Universität Ulm) ein Prüfungssystem entwickelt, was hier vorgestellt werden soll.

Der Kurs soll semesterbegleitend an jedem der sechs Termine anhand von Kurztests abgeprüft werden. Diese Prüfungsform hat sich bewährt, da so u. a. eine kontinuier-

---

Zusätzliche Information ist in der Online-Version dieses Kapitels (doi:10.1007/978-3-642-54336-4_9) enthalten.

R. Muche (✉) · B. Einsiedler · M. Meule · B. Mayer
Institut für Epidemiologie und Medizinische Biometrie,
Universität Ulm, Schwabstraße 13, 89075 Ulm, Deutschland
E-Mail: rainer.muche@uni-ulm.de

B. Einsiedler
E-Mail: beate.einsiedler@uni-ulm.de

M. Meule
E-Mail: marianne.meule@uni-ulm.de

B. Mayer
E-Mail: benjamin.mayer@uni-ulm.de

liche Mitarbeit der Studierenden über das gesamte Semester erreicht wird. Die Umsetzung dieser Vorgehensweise birgt allerdings einige Probleme: Unter anderem muss das Zeitproblem in der Übung gelöst sowie die Prüfungssituation formal eingehalten werden. Außerdem ergibt sich so ein Mehraufwand für die Korrektur, da jeder Studierende einen eigenen individuellen Datensatz bei der Prüfung bekommt und so keine Standardisierung bei manueller Korrektur auf Papierbasis möglich ist. Um diesen Problemen zu begegnen, haben wir in dem vorzustellenden Prüfungstool folgende Punkte umgesetzt:

- Durch Zufallsziehung wird für jeden Studierenden ein eigener Datensatz mit Nebenbedingungen bzgl. der Auswertbarkeit erzeugt,
- ein Eingabemodul für die Eingabe der Lösungen der Studierenden wird bereitgestellt,
- ein Programm für die Berechnung der Musterlösung für jeden Studierenden und den Vergleich mit den Einträgen des Studierenden wurde konzipiert und umgesetzt,
- zusätzliche manuelle Punktevergabe für Grafiken und Klartexte wird ermöglicht
- und das Zusammenführen der Punkte aller Studenten sowie die anonymisierte Ausgabe in entsprechende Listen werden bereitgestellt.

Das vorgesehene System ist mit mehreren Software-Tools entwickelt worden, wobei die wesentlichen Aspekte in der Statistiksoftware SAS sowie MS-Office-Programmen – MS-Excel und MS-Access – realisiert wurden.

9.1 Einleitung

9.1.1 Die Ausgangssituation

Eine noch so gute didaktisch aufbereitete Lehreinheit ist nicht immer nachhaltig, vor allem wenn sie ohne Konsequenzen bleibt. Ein wichtiger Faktor für Nachhaltigkeit im Studium ist, dass die erlernten Kenntnisse und Fähigkeiten auch abgeprüft werden.

An der Universität Ulm wird das Pflichtseminar Medizinische Biometrie unter anderem anhand einer Statistiksoftware gelehrt. Dieser Kurs soll semesterbegleitend an jedem der sechs Termine anhand von Kurztests abgeprüft werden. Die Prüfungsform am Ende jeder Übung hat sich über Jahre bewährt, da eine kontinuierliche Mitarbeit der Studierenden über das gesamte Semester erreicht wird (Muche et al. 2005). Die stetige Motivation im Fach Biometrie ist wichtig, da die Themen aufeinander aufbauen und das „mathematische Fach" im Medizinstudium nicht sehr beliebt ist. Der für Studierende und Dozenten zusätzliche Aufwand soll durch möglichst viel Automatisierung aufgefangen werden (Muche et al. 2009b). In diesem Beitrag werden die wichtigsten Aspekte, wie Software, Prüfungsdaten, Eingabemasken und Programmstruktur, aufgegriffen und anschließend über die Erfahrungen bei der Umsetzung und die entsprechenden Schlussfolgerungen berichtet.

Die Einführung von Statistiksoftware-PC-Kursen im Pflichtseminar Medizinische Biometrie (Q1) im Humanmedizinstudium wurde an der Universität Ulm im so genannten „Lehrprojekt Biometrie" über die letzten Jahre umgesetzt (Muche et al. 2005). Dabei sollten folgende Ziele erreicht werden:

- Anpassung des Kurses Biometrie an die aktuelle Approbationsordnung für Ärzte (ÄAppO).
- Steigenden Ansprüchen der Studierenden an Lehrmethoden gerecht werden.
- Einbindung moderner Medien.
- Praxisnahe Umsetzung der vermittelten statistischen Kenntnisse.
- Leistungs- und Motivationssteigerung durch Praxisbezug.

9.1.2 Auswahl der Statistik-Software

Bei der Auswahl der Statistiksoftware sind viele Kriterien untersucht worden. Eine genaue Beschreibung der Auswahl findet sich in (Muche und Babik 2008). Ein wesentlicher Aspekt ist, dass sich die Studierenden einfach und schnell einarbeiten können. Hierfür ist ein Programm mit einer einfachen, benutzerfreundlichen, maus- und menügesteuerten Oberfläche notwendig. Die Wahl fiel auf die Oberfläche SAS-Analyst, die ohne zusätzliche Kosten mit SAS (bis einschließlich SAS Version 9.2) mitgeliefert wird. Ein weiterer wesentlicher Aspekt bei der Auswahl war das im Institut vorhandene Wissen über diese Oberfläche (Muche und Babik 2008; Muche et al. 2000). Als Nachfolge der von SAS ab Version 9.3 aus dem Programm genommenen Oberfläche SAS-Analyst ist SPSS geplant, eventuell auch das Public-Domain-System RExcel (Muche et al. 2011). Jede andere Statistiksoftware kann aber hier auch in der Lehre eingesetzt werden, die Auswahl ist unabhängig vom zu beschreibenden Prüfungssystem.

9.1.3 Verwendete Daten

Zur Verfügung gestellt werden den Studierenden in den Übungen die Daten aus der Studie: „**Prevalence of Type 2 Diabetes mellitus and Impaired Glucose Regulation in Caucasian Children and Adolescents with Obesity living in Germany**" (Wabitsch et al. 2004). Die Überlegungen bei der Auswahl dieser Studie als Grundlage der Lehre umfassen folgende Aspekte:

- Es sind anonymisierte reale Daten eines Forschungsprojektes der Universitätskinderklinik Ulm.
- Adipositas und Diabetes mellitus sind Volkskrankheiten und sollten den Studierenden im 7. Semester bekannt sein.
- Das Patientenkollektiv besteht aus Kindern und Jugendlichen. Dies könnte eher einen emotionalen Bezug zur Fragestellung erzeugen.
- Der für die Lehre reduzierte Datensatz mit 219 Beobachtungen und 80 Variablen ist so groß, dass der Einsatz von Statistiksoftware zur Auswertung evident ist.

9.1.4 Überlegungen zur Prüfungssituation

Im PC-Kurs Biometrie wurde zu Beginn entschieden, auch die Prüfungen anhand von Auswertungen am PC durchzuführen (Muche et al. 2005). Dies ist im Sinne von OSCE-Prüfungen im Medizinstudium, in denen die Fähigkeiten der Studierenden (Skills) geprüft werden. Folgende Überlegungen führten zur nachfolgend beschriebenen Prüfungssituation im PC-Kurs Biometrie:

- Wir haben mit der Prüfungsdurchführung des Seminars, mit jeweiligem Kurztest am Ende eines jeden von sechs Seminarterminen gute Erfahrungen gemacht. Die Studierenden erhalten so die Ergebnisse ihrer Kurztests kontinuierlich während des Seminars. So ist ihnen ihr aktueller Punktestand bekannt und es ist ihnen möglich, ihren Lernerfolg nach jeder Übung einzuschätzen. Sie bereiten sich durch die Teilprüfungen auf jeden Seminartermin relativ gut vor. So ist anzunehmen, dass der Lernerfolg über das Semester besser erreicht wird, als mit einer Prüfung am Ende. Das ist im Fach Medizinische Biometrie besonders wichtig, da der Stoff jeder einzelnen Übung auf dem Inhalt der vorhergehenden aufbaut.
- Ziel war es, die Vorteile der Lehre am PC mit den Vorteilen der direkten Prüfung am Ende einer jeden Übung zu verbinden.

Um einigermaßen reliable und faire Prüfungen in einem PC-Pool durchführen zu können, sind allerdings einige Maßnahmen zu treffen. Die wichtigste dabei ist wohl, dass gleiche, faire Aufgaben für alle Studierenden genutzt werden und dass ein Abschreiben von Tischnachbarn verhindert wird. Daraus folgte für uns, dass für jeden Studierenden ein „eigener, individueller" Datensatz zur Verfügung gestellt wird, der in der Prüfung am PC genutzt wird. Um die Prüfung nicht an einem komplett anderen inhaltlichen Projekt durchführen zu müssen, haben wir uns entschieden, die Prüfungsdatensätze durch Zufallsziehung aus dem Diabetes-Übungsdatensatz zu erzeugen. Diese Bereitstellung und die daraus resultierende große Vielzahl an individuellen Lösungen, mit größerem Aufwand für die Korrektur der Prüfungen, ergab die Notwendigkeit für eine möglichst weitgehende Automatisierung der Prüfung. In den folgenden Abschnitten wird die Umsetzung dieser Automatisierung beschrieben.

9.2 Methodik

9.2.1 Programmelemente und Programmstruktur

Das in Abb. 9.1 dargestellte Ablaufdiagramm zeigt den umgesetzten Ablauf eines Kurztests im PC-Kurs und deren Weiterverarbeitung bis zur Ergebnisdarstellung. In diesem Abschnitt wird der in der Abbildung aufgezeigte Ablauf etwas genauer beschrieben. Die zugrunde liegende SAS-Programmierung ist in einiger Ausführlichkeit schon in (Kocak 2009; Muche et al. 2009b) beschrieben und wird hier nicht wiederholt.

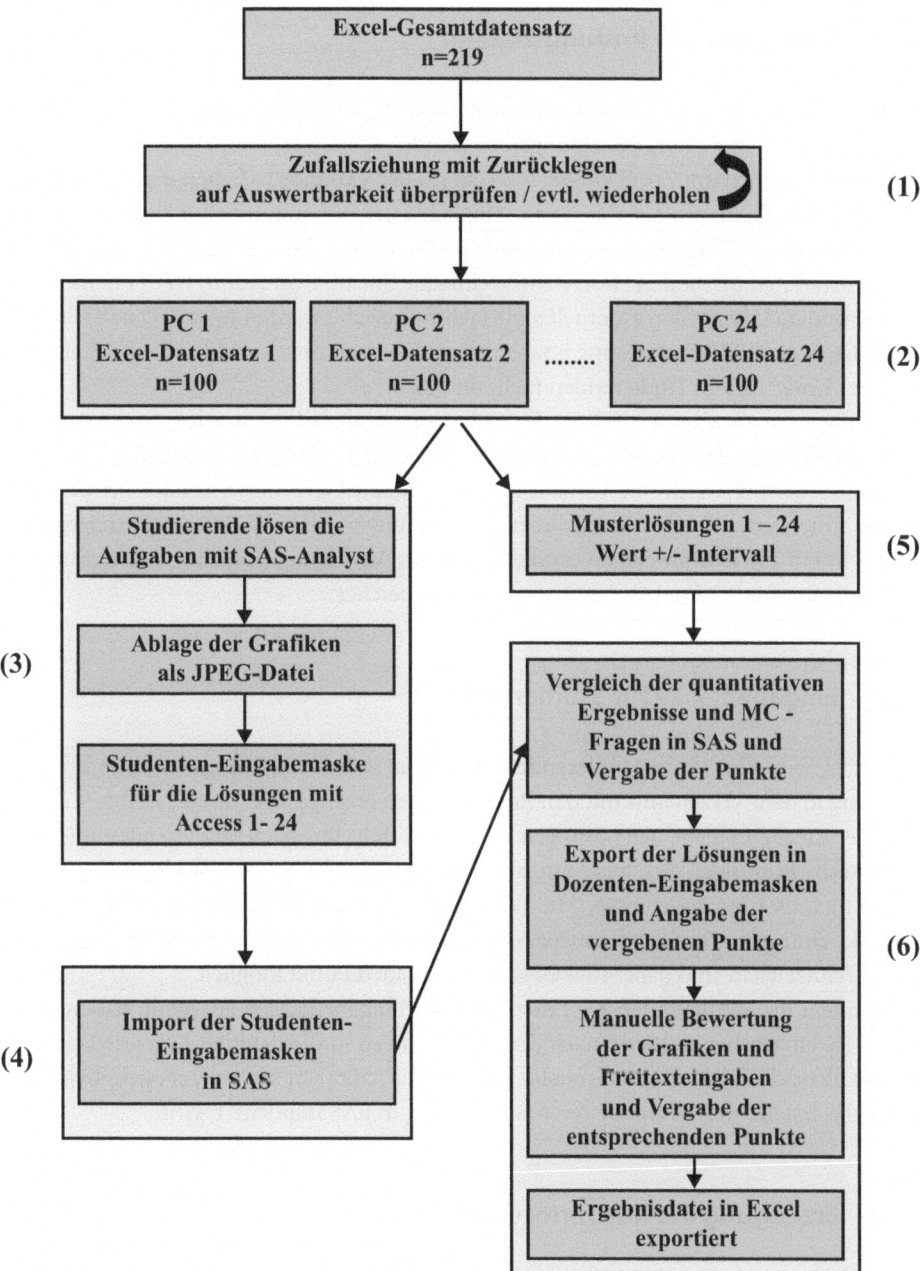

Abb. 9.1 Ablauf der Unterstützung der Prüfung im PC-Kurs Biometrie

9.2.2 Erzeugung der Prüfungsdaten

1. Den Prüfungsdaten liegt eine Übungsdatei mit dem Originaldatensatz aus (Wabitsch et al. 2004) mit $n = 219$ Beobachtungen zugrunde. Aus diesem werden für jeden Studenten durch Ziehen mit Zurücklegen 100 Datenzeilen extrahiert. Ziehen mit Zurücklegen wurde deshalb gewählt, da so mehr Möglichkeiten für unterschiedliche Datenzeilen zur Verfügung stehen. Für die Prüfungssituation bei den im Kurs gelehrten univariaten und bivariaten Methoden (Korrelation, einfache lineare Regression) ist es unerheblich, wenn einige Datenzeilen eventuell mehrfach ausgewählt werden sollten. Um die Studierenden bzgl. der Voraussetzung unabhängiger Beobachtungen nicht zu verwirren, wird dieser Umstand den Studierenden nicht mitgeteilt.
2. Um die sinnvolle Auswertbarkeit der Daten zu gewährleisten, werden diese vorab per Programm geprüft. Zum Beispiel wird der gezogene Datensatz verworfen und die Ziehung wiederholt, wenn eine Variable fast nur fehlende Werte aufweist oder ein Merkmal sehr schief verteilt ist. Erst nach dieser Überprüfung werden die Datensätze freigegeben und in ein für den jeweiligen Studierenden zur Verfügung gestelltes Verzeichnis auf dem Server im PC-Pool als MS-Excel-Datei gespeichert.

9.2.3 Eingabemaske für Studierende

3. Parallel wird für jeden Studierenden eine leere MS-Access-Eingabemaske für jede Übung in dem Verzeichnis mit den Prüfungsdaten erzeugt. Die Maske (s. Abb. 9.2) gibt Felder für die Eingabe der Lösungen vor. Somit steht für jeden Studierenden und jede der sechs Prüfungen eine leere Eingabemaske zur Verfügung. Die Studierenden sollen ihre quantitativen Ergebnisse, MC-Lösungen und Freitexte in diese Access-Eingabemaske eintragen. Dies kann entweder manuell oder per Copy-Paste erfolgen. Als Dezimaltrennzeichen sind dabei sowohl Komma als auch Punkt möglich.
4. Nachdem die Studierenden die Felder in ihren Eingabemasken ausgefüllt haben, werden die eingegebenen Werte nach dem Abspeichern in die dahinter liegende Datentabelle übergeben. So wird nach einem Kurztest für jeden Studierenden eine individuelle Tabelle erstellt, welche zur weiteren Bearbeitung in SAS importiert wird.

9.2.4 Erzeugung der Musterlösungen

5. In einem SAS-Programm werden die Prüfungsdaten für jeden einzelnen Studierenden eingelesen, nach Aufgabenstellung mit SAS-Prozeduren ausgewertet und die richtigen Lösungen angegeben. Somit erhält man für jeden Studierenden individuelle Musterlösungen für quantitative Aufgaben und MC-Prüfungsfragen. Dazu wird für quantitative Ergebnisse ein Wertebereich bestimmt (externe Vorgabe), der die gültigen Lösungen umfasst, um z. B. kleinere Rundungsabweichungen durch die Studierenden abzufangen.

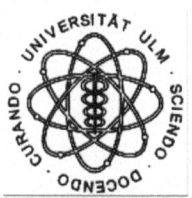

UNIVERSITÄT ULM
Seminar Biometrie (PC-Kurs)
Kurztest 5 im Fach "Biometrie / Q1"

Nachname: _____   Vorname: _____
Matrikelnummer: _____   Pool-Nummer: _____
Gruppe: _____

Aufgabe 1a:
Bei männlichen Probanden: _____ %
Bei weiblichen Probanden: _____ %
p-Wert _____

Aufgabe 1b:
○ ja, es gibt eine Signifikanz
○ nein, es gibt keine Signifikanz

Aufgabe 1c:
Begründung: _____

Abb. 9.2 Eingabemaske für Ergebnisse der Studierenden

9.2.5 Eingabemaske für Dozenten

6. Die eingegebenen Werte der Studierenden sowie die Musterlösungen werden in die Dozenten-Access-Eingabemaske übertragen und in entsprechenden Feldern kann dann die Punktevergabe dokumentiert werden (siehe rote Markierung in Abb. 9.3).
Für quantitative – bzw. Auswahlaufgaben werden automatisch per Programm Punkte vergeben. Die Punktefelder für die Texteingaben und Grafiken werden zunächst auf 0 gesetzt, um anschließend eine manuelle Bewertung durchführen zu können. Zu den Studierendenangaben sind auch die Musterlösungen inklusive Intervalle dargestellt (siehe blaue Markierung in Abb. 9.3). Ziel dieser Dozenten-Eingabemasken ist es damit, zum einen die Möglichkeit bereitzustellen, zusätzlich manuell Punkte zu vergeben, wie im Falle der Interpretationen und Grafiken, und zum anderen die Kontrolle über die Punktevergabe zu ermöglichen.

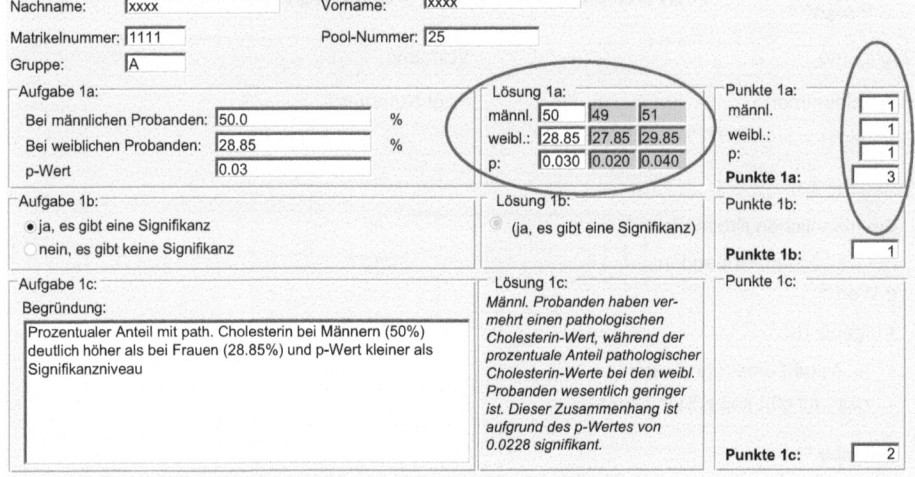

Abb. 9.3 Beispiel einer Eingabemaske für Dozenten zur Punktevergabe mit Einträgen des Studenten und der zugehörigen Musterlösung

9.2.6 Beurteilung der Grafiken und Freitexte

In den Prüfungen sollen die Studierenden auch Grafiken erzeugen. Ihnen wird vorgegeben, dass diese im JPG- oder GIF-Format in ihr Lösungsverzeichnis abgelegt werden sollen. Während der Musterlösungsberechnung wird ebenfalls automatisch die Lösungs-Grafik erzeugt und in dem Verzeichnis abgelegt. Bei der Korrektur kann man beide Grafiken öffnen, vergleichen und anschließend manuell in der Dozentenmaske die entsprechende Punktzahl vergeben. Einfacher ist die Korrektur der Freitexte, da diese in die Dozentenmaske übertragen werden und neben einer Standardantwort zur Korrektur zur Verfügung stehen (s. Abb. 9.3 unten).

9.2.7 Ausgabe der Ergebnisse

Als letzter Schritt werden alle Ergebnisse (Punkte, Lösungen und Musterlösungen) in einer SAS-Datei zusammengefasst und für die weitere Bearbeitung zum Listing der Punkte und Noten für die Studierenden und weitere Auswertungen als MS-Excel-Datei ausgelesen. Ergänzend wird mit den Ergebnisdaten eine statistische Analyse der Prüfung im Hinblick auf

Reliabilität, Objektivität und Validität der Aufgaben durchgeführt, mit dem Ziel einer möglichst gerechten Beurteilung der Studierenden (Möltner et al. 2006; Muche et al. 2009a).

9.2.8 Anonymisierung der Prüfungsergebnisse

Wichtig ist bei semesterbegleitenden Prüfungen, dass die Studierenden ihre Ergebnisse zeitnah nachlesen und überprüfen können. Die jeweils aktuelle Punkteliste für das Fach Medizinische Biometrie kann auf der Lernplattform der Medizinischen Fakultät der Universität Ulm von den Studierenden eingesehen werden. Mittels eines 6-stelligen Zufallscodes, der über eine Statistiksoftware generiert wurde, wird auf der Liste die Anonymität jedes Studierenden gewährleistet. Diesen Zufallscode hat jeder Studierende vor Seminarbeginn per Serien-Mail (MS-Excel, Internet Explorer, Outlook) an seine Mailadresse erhalten. Dies gewährleistet, dass jeder Studierende nur seinen eigenen Zahlencode, unter dem die Kurztestergebnisse veröffentlicht werden, erhält.

9.3 Erfahrungen und Evaluation

9.3.1 Testläufe und Erfahrungen

Für die Durchführung des Seminars steht ein PC-Pool mit 24 Plätzen zur Verfügung. Ein Verzeichnis für das Fach Biometrie ist auf dem Server des PC-Pools angelegt. In einem Testlauf sind für alle Kurztests Zufallsziehungen und Eingabemasken erstellt worden und anschließend auf einen Datenträger (USB-Stick) auf dieses Verzeichnis kopiert worden. Des Weiteren wurden über verschiedene PCs die Datensätze mit SAS-Analyst aufgerufen und die erzielten Lösungen in die Eingabemasken eingetragen. Bei einigen Testdaten wurden dabei beabsichtigt Fehler eingebaut, um die anschließenden Auswirkungen auf die Richtigkeit der automatischen Korrekturen und die Punktevergabe zu beurteilen. Die gespeicherten Ergebnisse des Testlaufs wurden nach dem Kurztest per Datenträger vom PC-Pool genommen und mit SAS ausgewertet. Folgende Anforderungen an das System wurden getestet:

- Zugriff der PCs auf das gemeinsame Verzeichnis
- Aufrufen der entsprechenden Datensätze mit SAS-Analyst
- Öffnen der Access-Eingabemasken
- Füllen der einzelnen Felder in den Eingabemasken
- Abspeichern der Lösungen
- Musterlösung der gezogenen Datensätze
- Import der Eingabemasken
- Überprüfung und ggf. Umsetzung des Dezimaltrennzeichens auf Punkt
- Vergleich von Ergebnis und Musterlösung

- Punktevergabe
- Abspeichern von Graphiken
- Export in die Dozenten-Eingabemasken

Da in den Access-Eingabemasken die Matrikelnummer als Primärschlüssel verwendet wird, wird der Studierende beim Versuch seine Daten zu speichern darauf aufmerksam gemacht, dass dies ohne die Matrikelnummer nicht möglich ist. Somit wird erreicht, dass jede Eingabemaske eindeutig einem Studierenden zugeordnet werden kann. Wenn beim Eintragen der Lösungen in den Eingabemasken Leerzeichen entstanden sein sollten, werden diese beim Einlesen der Felder ignoriert. Die Ergebnisse können nun in den Feldern entweder von Hand eingetippt oder aus dem Output kopiert und eingefügt werden.

Während des Semesters sind neben diesen eher technischen Schwierigkeiten didaktisch prüfungsrelevante Probleme aufgetreten. Das größte Problem besteht darin, dass einzelne Studierende, trotz des 7. Semesters im Studium, teilweise nur geringe Erfahrungen im Umgang mit dem PC haben und dementsprechend die Kurztestaufgaben sehr langsam und vorsichtig abgearbeitet wurden. Wir haben deshalb mehrfach bei einzelnen Studierenden die Dauer der Prüfung kurzfristig verlängert.

Da die PCs sehr nahe beieinander stehen, wird – trotz der unterschiedlichen Daten – eine Zusammenarbeit der Studierenden beobachtet. Wir diskutieren deshalb unterschiedliche Versionen der Aufgaben für die Prüfungen zu entwickeln. Allerdings ist dann die mangelnde Vergleichbarkeit des Schweregrades wieder eine mögliche Schwachstelle der Prüfung (Möltner et al. 2006).

Aus Kapazitätsgründen wurden die Studierenden in drei Gruppen eingeteilt, die jeweils an einem anderen Nachmittag die Übungen und Kurztests absolvierten. Die Weitergabe der Aufgabenstellung konnte so nicht verhindert werden und führte zumindest zu einem Nachteil für die erste Gruppe. Wir diskutierten, die Termine rotieren zu lassen, so dass alle Gruppen gleich oft dieses Manko bekommen; dies war aber aufgrund von Überschneidungen im Studienplan der Studierenden bisher nicht möglich.

In der Medizinischen Fakultät der Universität Ulm wird regelmäßig in jedem Kurs eines Semesters eine Akzeptanzevaluation durchgeführt. In Abb. 9.4 werden die Frage zur Prüfung und die zusammenfassende Gesamtbeurteilung für das Sommersemester 2012 dargestellt. Sie zeigen unserer Meinung nach für die Prüfungssituation eine sehr gute und allgemein für unser Fachgebiet eine akzeptable Beurteilung.

9.4 Diskussion und Ausblick

Mit den vorliegenden Programmen und Eingabemasken stehen Prüfungstools zur Verfügung, um im Statistiksoftwarekurs im Pflichtseminar Medizinische Biometrie (Q1) Prüfungen semesterbegleitend als Kurztests am Ende einer jeden Übung (insgesamt 6) durchzuführen. Die Umsetzung der Vorgaben und die Programme sind vor Beginn des Sommersemesters 2009 fertig geworden und konnten unter realen Bedingungen bis jetzt viermal getestet und eingesetzt werden.

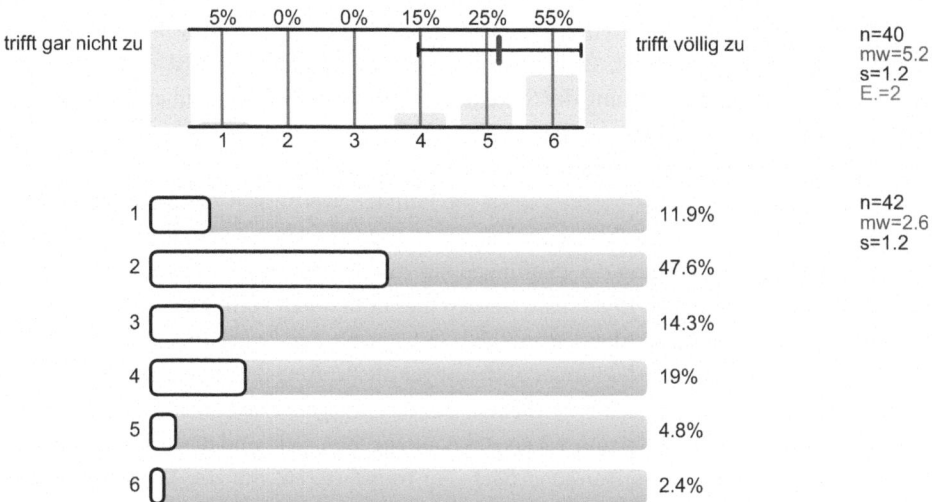

Abb. 9.4 „Prüfung und Lerninhalte sind sehr gut aufeinander abgestimmt." und „Gesamtbeurteilung" des PC-Kurses Biometrie im SS 2012 (aus Akzeptanzevaluation der Medizinischen Fakultät)

Die Akzeptanz durch die Studierenden war in den PC-Kursen 2012 gut. Unser Eindruck, dass die Mitarbeit der Studierenden über das Semester besser ist als bei einer einmaligen Prüfung im Semester, z. B. über eine Klausur, können wir nur indirekt messen, haben aber diesen Eindruck bei vielen der Kursteilnehmer gewonnen. Der Einsatz eines Statistiksoftware-Programms am PC bei der Lehre im Fach Biometrie erleichtert den Studierenden nach dem Kurs die Umsetzung biometrischer Fragestellungen in der Dissertation und im Beruf.

Der unserer Meinung nach wichtigste Vorteil einer semesterbegleitenden Prüfung ist die Bereitschaft der Studierenden, während des Semesters mitzuarbeiten. Dies ist gerade in einem Fach wie Medizinische Biometrie, indem die einzelnen Methoden aufeinander aufbauen, sehr wichtig. Außerdem wissen die Studierenden während des Semesters, ob ihr Abschluss, d. h. ihr Biometrie-Schein, gefährdet ist oder nicht. Entsprechend können sie ihren Lernumfang anpassen.

Den Bezug zur Praxis durch den Einsatz des PCs, Statistiksoftware und eines realen und relevanten Datensatzes sehen wir durch die Durchführungen als bestätigt an. Wir glauben, dass trotz des höheren Personalaufwandes bei der Durchführung (2 Betreuer) der Prüfungen den Studierenden ein akzeptabler Kurs zur Vermittlung von Kenntnissen für den weiteren Verlauf des Studiums zur Verfügung gestellt wird. Studierende sollten anschließend in der Lage sein, mit geringem Betreuungsaufwand Standard-Datensätze im Rahmen von Dissertationsprojekten auszuwerten.

Weitere, kleinere Vorteile bei diesem Vorgehen sind die Lesbarkeit der Klartexte, die sonst bei papierbasierter Prüfung immer sehr schwierig zu interpretieren waren, sowie die Zeitersparnis bei den Korrekturen durch die Automatisierungen nach der Einführungsphase.

Die grundsätzliche Realisierungsmöglichkeit einer solchen Prüfung haben wir mit unseren Programmen erreicht. Es bleiben noch einige Probleme zu lösen. Das für uns größte Hindernis bei der Nutzung des Systems ist die Inflexibilität gegenüber Änderungen in den Aufgaben. Bei papierbasierten Prüfungen lassen sich die Aufgaben sehr schnell editieren und abändern. In unserem System sind neben den Aufgaben auch die Musterlösungsprogramme, die Access-Masken sowie die Punktebewertungen zu überarbeiten. Wir hoffen, dass dies nicht dazu führt, statisch bei der ausgearbeiteten ersten Prüfungsversion zu verharren. Die Auswertung der Prüfungen auf Aufgabenebene (s. Muche et al. 2009a) und die daraus gewonnenen Ergebnisse werden dies hoffentlich verhindern.

Mit einem Sachverhalt werden wir uns aber in nächster Zeit beschäftigen müssen, welcher eher die Durchführung des Kurses und weniger die Prüfungsform und -durchführung betrifft: Die Firma SAS hat sich entschieden, die von uns genutzte Statistiksoftwareoberfläche SAS-Analyst ab SAS Version 9.3 ersatzlos aufzugeben. Wir sind deshalb gezwungen, den Kurs auf eine andere Softwareoberfläche zu transferieren, mit der Konsequenz der Umstellung aller mühsam entwickelten Lehrmaterialien. Wenn man sich auf Softwareprodukte in der Lehre einlässt, ist diese Abhängigkeit von den Herstellern immer gegeben und leider nicht zu ändern. Zurzeit prüfen wir SPSS für den Einsatz im Studierendenunterricht.

Unser Prüfungstool ist aber von dieser Änderung unabhängig. Wir nutzen als Grundlage für unsere eigenen Auswertungen MS-Office und SAS-Programme, die auf längere Sicht weiter lauffähig sein werden. Änderungen in MS-Access für die Eingabemasken könnten allerdings unser System tangieren. Insgesamt sind wir aber mit dem bisher Erreichten sehr zufrieden. Einiges Potential für Verbesserungen bleibt aber bestehen, so dass uns die Feinjustierung des Systems in der Zukunft begleiten wird. Außerdem glauben wir, dass unser Ansatz auch als Prototyp für ähnliche Vorgehensweisen in anderen Fächern dienen kann.

Danksagung

Wir möchten uns recht herzlich bei vielen Beteiligten bedanken, die die Erstellung des Prüfungstools und deren erste Anwendungen unterstützt haben. Das sind namentlich Semra Kocak für die Programmierarbeiten des Prüfungstools, Evelyn Jäckel für die Erstellung der Access-Masken und Begleitung der ersten Durchführung im SS 2009 und Jessica Strobel, die nach dem Semester die notwendigen Änderungen und Verbesserungen in das System implementiert hat. Danken möchten wir auch unseren Kollegen, die es auf sich genommen haben, das neue System in ihren Seminargruppen zu erproben. Zuletzt möchten wir uns beim Studiendekanat der Medizinischen Fakultät Ulm bedanken, die die Entwicklung des Prüfungstools im Rahmen einer Lehrprojektförderung „Prüfungsmodul für eine PC-gestützte Prüfung des Statistiksoftwareeinsatzes im Seminar Q1/Biometrie" finanziell unterstützt hat. ***Bei Interesse an dem System bzw. an einer Zusammenarbeit/ Weiterentwicklung setzen Sie sich bitte mit uns in Verbindung.***

Anhang

Folgende elektronische Materialen zu diesem Beitrag finden Sie online:

- Aufgaben und Musterlösungen für den Studierendenunterricht
- Terminplan der Übungen

Literatur

Kocak S (2009) Programmierung eines Prüfungstools mit SAS im PC-Kurs Biometrie. BSc-Arbeit Hochschule Ulm, Med. Dokumentation und Informatik

Möltner A, Schellberg D, Jünger J (2006) Grundlegende quantitative Analysen medizinischer Prüfungen. GMS Z Med Ausbild 23(3):Doc54

Muche R, Babik T (2008) Auswahl und Einbindung einer Statistiksoftware im „Lehrprojekt Biometrie" an der Universität Ulm. GMS Medizinische Informatik, Biometrie und Epidemiologie 4(1). Verfügbar unter: http://www.egms.de/pdf/journals/mibe/2008-4/mibe000061.pdf. Zugegriffen: 20. März 2014

Muche R, Habel A, Rohlmann F (2000) Medizinische Statistik mit SAS-Analyst. Springer Verlag, Heidelberg

Muche R, Weirather-Herrlein S, Wildt M, Radlinger K, Seefried K, Jordan J (2005) Dokumentation des Lehrprojektes „Biometrie" an der Universität Ulm. Shaker Verlag, Aachen

Muche R, Janz B, Einsiedler B (2009a) Quantitative Analysen medizinischer Prüfungen mittels eines (teil-) automatisierten SAS-Programms. In: Proceedings der 13. KSFE-Tagung, Halle/Saale. Shaker Verlag, S 187–194

Muche R, Kocak S, Jäckel E, Janz B, Einsiedler B (2009b) Automatisierte Unterstützung für Prüfungen in Statistiksoftwarekursen im Humanmedizinstudium. In: Proceedings der 13. KSFE-Tagung, Halle/Saale. Shaker Verlag, S 195–210

Muche R, Lanzinger S, Rau M (2011) Medizinische Statistik mit R und Excel. Einführung in die RExcel- und R-Commander-Oberflächen zur statistischen Auswertung. Springer Verlag, Heidelberg

Wabitsch M, Hauner H, Hertrampf M, Muche R, Hay B, Mayer H, Debatin KM, Heinze E (2004) Prevalence of type 2 diabetes mellitus and impaired glucose regulation in Caucasian children and adolescents with obesity living in Germany. Int J Obes 28:307–313

Teil IV
Ideen für Übungen und einzelne Themen

Aufgaben in der Vorlesung

10

Reinhard Vonthein

Zusammenfassung

Oft muss der Inhalt vom Anfang einer Vorlesung in den aktiven Wortschatz der Hörer übergehen, um im späteren Verlauf Details einordnen zu können. Möchte man dabei einen Schwerpunkt setzen, erzählt man eine Anekdote oder stellt eine Aufgabe. Die Herausforderung dabei ist die individuelle Rückmeldung an zahlreiche Teilnehmer, wenn man diese verstärkt aktiviert durch individuelle Aufgaben und Bearbeitung mit dem Nachbarn zusammen.

Das ist praktisch stets möglich, indem man 1-2-3 abzählen lässt, drei Aufgaben per Tafel oder Projektion stellt und auch deren Lösungen dort bekannt gibt. Verfeinern lässt sich die Technik mit individuellen Aufgabenblättern. Diese können schon die Lösung des Nachbarn enthalten. Diese können aber auch projiziert werden. Beispiele A, B und C zeigen beides für den Unterricht im Rahmen des Medizinstudiums. Beispiel D stammt aus dem Masterstudiengang Mathematik in Medizin und Lebenswissenschaften. Entsprechend anders sind Voraussetzungen, Thema und Teilnehmerzahl.

Die Studierenden von heute haben schon als Schüler gelernt, ablenkende Reize auszublenden. Die hier beschriebenen Interaktionen während des Vortrags haben den Dialog in den Lernprozess eingebracht und so zu einem besseren Lernklima verholfen. Die Studierenden haben sie wiederholt in der Evaluation positiv erwähnt.

Zusätzliche Information ist in der Online-Version dieses Kapitels (doi:[10.1007/978-3-642-54336-4_10]) enthalten.

R. Vonthein (✉)
Institut für Medizinische Biometrie und Statistik, Universität zu Lübeck, Ratzeburger Allee 160, 23538, Lübeck, Deutschland
E-Mail: reinhard.vonthein@imbs.uni-luebeck.de

10.1 Einleitung

Beispiele A bis C fanden im Medizinstudium an den Universitäten in Tübingen und Lübeck Verwendung. Das Fach Biomathematik ist einer von drei Teilen eines Querschnittsbereichs (Pflicht-Moduls), welcher in zeitlicher Nähe zum Beginn der Arbeit an der medizinischen Dissertation studiert wird. Die Studierenden wurden in Gruppen von 20 bis 24 seminarartig unterrichtet. Der Kurs wurde jedes Semester angeboten. In Tübingen fanden in sechs Doppelstunden im Wochenabstand regelmäßige Leistungskontrollen statt. In Lübeck wurden zu zwölf Doppelstunden Seminar drei individuelle Hausaufgaben und eine Hausarbeit von Kleingruppen gefordert, zu der ein Computerpraktikum von zehn Doppelstunden befähigte. Das ergab einen Block von einer Woche, laut Studienplan am Anfang des 9. Fachsemesters, zur besseren Vereinbarkeit mit der Abschlussarbeit aber auch in der ersten Woche nach einem jeden Semester.

Die Räume weisen hinreichend Stühle und Tische auf. Durch große Abstände bei der parlamentarischen Bestuhlung oder durch U-förmige Bestuhlung wurde der Zugang zu den Teilnehmern vorbereitet. Stets waren Tafel und Computerprojektion verfügbar. Letztere mit Internet und Office-Software. Lediglich Beispiel B nutzt diese, nämlich das Tabellenkalkulationsprogramm.

Die Studierenden haben sich für einen Beruf mit körperlichem Umgang mit Menschen entschieden und gegen die Arbeit mit Daten und Formeln. Dennoch versteht man die medizinische Fachliteratur nur mit einem gewissen Hintergrund in Statistik. Auch wenn in der tatsächlichen medizinischen Forschung maschinell gerechnet wird, versteht man die Formeln am besten, indem man Daten einsetzt, also Zahlen mit medizinischer Bedeutung. Für die komplizierteren Rechnungen bieten sich die freie Zeiteinteilung bei einer Hausaufgabe an und die intensivere Betreuung in einer Übungsstunde. Also werden die einfachsten Rechenaufgaben die Vorlesung auflockern. Dieses sind in Beispiel A die Ermittlung von Median und Modalwert u. a. und in Beispiel B die Berechnung von Prävalenz, Sensitivität, Spezifität und Vorhersagewert des positiven wie negativen Tests aus einer Vier-Felder-Tafel sowie in Beispiel C die Gliederung eines Abstracts.

Beispiel D stammt aus der Vorlesung „Test- und Schätztheorie", einem Pflichtmodul am Anfang des Masterstudiengangs „Mathematik in Medizin und Lebenswissenschaften" an der Universität zu Lübeck. Die Studierenden werden sich als Biometriker spezialisieren oder auf die Bildverarbeitung. Im vorangehenden Bachelorstudiengang haben sie ein Modul Statistik pro Semester gehört und die Nachbarfächer in der Mathematik. Diese heißen z. B. Stochastik oder Wahrscheinlichkeitstheorie, jene z. B. Biostatistik I und II, Klinische Studien, R-Praktikum, Genetische Epidemiologie I. Die zwei Semesterwochenstunden (SWS) Vorlesung und 1 SWS Übung des jährlich angebotenen Moduls besuchen dank des Skripts (PDF-Datei mit 90 Seiten einschließlich 1 S. Inhalt, 5 S. Index, 1 S. Tabellen) und der großzügigen Nachklausurregelung ca. 10 der 15–20 Studierenden. Seminarraum „Hilbert" bietet bis zu 30 Stühle an großen Tischen und eine Computerprojektion wie oben, flankiert von zwei aufklappbaren Tafeln.

10 Aufgaben in der Vorlesung   119

Die Mathematiker erwarten in der Vorlesung Deduktion. Der statistischen Inferenz nähern sie sich mit großer Zurückhaltung. Die Vielfalt der approximativen Verfahren verwirrt. Beispiel D hilft, drei besonders ähnliche zu unterscheiden, nämlich die drei approximativ Chi-quadrat-verteilten Pivot-Statistiken nach WALD, aus der Scorefunktion und dem Likelihood-Quotienten.

10.2 Methodik

10.2.1 Material

Für **Beispiel A: Maßzahlen**

Bei der Vorbereitung:
 Computer mit Microsoft Office Excel und Word ab Version 2000,
 Dateien Serie.xlsx und Bogen.docx oder Präsenzübung.docx,
 Drucker und ein Blatt Papier je Teilnehmer.
Bei der Verwendung:
 Den Ausdruck auf einem Blatt je Teilnehmer.

Für **Beispiel B: Diagnostik**

Bei der Vorbereitung:
 Computer mit Microsoft Office Excel und Word ab Version 2000,
 Datei PartnerUebungDiagnostikSchokolinsen.doc,
 Drucker und $n + 4$ Blatt Papier bei n Teilnehmern.
Bei der Verwendung:
 Ausdruck der $n + 4$ Arbeitsblätter (angepasst an den Zufallszahlenmechanismus),
 Projektionscomputer mit Tabellenkalkulationsprogramm und Datei Diagnosestudie.leer.xlsx,
 Zufallszahlenmechanismus
  n Kleintüten Gummibären oder
  $10n$ Schokolinsen, z. B. mit Erdnusskern á 2 g, d. h. zwei Tüten á 250 g für $n = 24$ aufgeteilt auf $n/2 - 1$ mitzubringende Schalen für die $n/2 - 1$ Zentren, oder
  $n/2 - 1$ Dodekaeder aus dem Spielzeugladen.

Für **Beispiel C: Gliederung**

Bei der Vorbereitung:
 Computer mit Microsoft Word ab Version 2000,
 Datei Abstracts.doc oder eigene Abstracts ebenso formatieren,
 Drucker und n Blatt Papier bei n Teilnehmern zum Ausdrucken der Abstracts,

Schere oder Scheidemaschine, um die Teile zu trennen,
n Klarsichthüllen für die Steifenbüschel.
Bei der Verwendung:
Die n Klarsichthüllen mit ungeordneten Streifenbüscheln,
falls nötig die Abstracts formatiert so ähnlich wie im Original zur Projektion, AbstractsGegliedert.docx
und der Projektor dazu.

Für **Beispiel D: approximative Pivots**

Bei der Vorbereitung:
Keine nötig, nur bei Integration in eigene Projektion:
Computer mit TeX oder LaTeX oder PDF-Editor,
Datei Pivots.tex oder Pivots.pdf.
Bei der Verwendung:
Projektionscomputer mit eigener Projektionsdatei oder Pivots.pdf

10.2.2 Vorbereitung

Beispiel A: Maßzahlen. Das Berechnen einfachster Lage- und Streuungsmaßzahlen erfordert eine Tabellenkalkulationsdatei für Zahlen und Lösungen und als Datenquelle für eine Serienbriefdatei des Textverarbeitungsprogramms. Die im Anhang bereitgestellten Dateien wurden mit Microsoft Office Excel und Word verfasst und verknüpft. Als Ergebnis entsteht eine Word-Datei mit so vielen nummerierten Seiten wie Teilnehmer erwartet werden. Sie wird ausgedruckt und in unveränderter Reihenfolge verteilt. Dann kann nach angemessener Bearbeitungszeit bekannt gegeben werden, dass die jeweilige Lösung auf dem Blatt mit nachfolgender Nummer steht.

Für einen neuen Satz Aufgaben können die Zahlen in der Excel-Datei verändert werden. Die Ergebnisse werden dann neu berechnet. Derzeit sind die Zahlen bereits so gewählt, dass die Berechnungen so wenige Dezimalstellen wie möglich erfordern, um die Bearbeitungszeit zu straffen und damit der Erfolg vom Verständnis statt von der Rechentechnik bestimmt wird. Die Zahlenreihen gleichen sich auf benachbarten Bögen, um die Teilnehmer zu vergleichenden Betrachtungen anzuregen. Dabei wird nebenbei die Abstraktion von der medizinischen Einkleidung auf die Rechenaufgabe geübt. Je nach Teilnehmerzahl wird man mehr oder weniger Zeilen in der Datei belassen. Es bietet sich an, Zeilen aus der Mitte heraus zu löschen, da erste und letzte Zeile sich auf einander beziehen.

Die Word-Serienbriefdatei bezieht sich bereits auf die Excel-Datei. Das wird nach dem Verschieben auf den eigenen Rechner nur dann der Fall sein, wenn die Namen unverändert bleiben und beide wiederum im gleichen Ordner gespeichert werden. Dann wird man nur den neuen Pfad eingeben wie in Abb. 10.1c. Ändert man auch nur einen Dateinamen, ist die Verknüpfung erneut herzustellen. Am besten lässt man sich dazu auffordern, indem

10 Aufgaben in der Vorlesung

Bogen	Vor	Rapport	Daten einzeln				DatenZeichenkette	Ergebnis1Name	Ergebnis1V	Ergebnis2Name	Ergebnis2W	Einkleidung
1	2	1	0	2	3	4	6 0, 2, 3, 3, 4, 6	arithmetisches Mittel	6	Standardabweichung	8	Ihre Migräne-Patienten beri
2	3	1		2	3	4	6 2, 3, 3, 4, 6	arithmetisches Mittel	3	Median	2	Die Liegedauern in ganzen T
3	4	1	0	2	3	4	6 0, 2, 3, 3, 4, 6	Median	3.6	unteres Quartil	3	Bei Patienten mit forgeschri
4	5	1	0	2	3	4	6 0, 2, 3, 3, 4, 6	Modalwert	3	Quartilsabstand	2	Zur Messung der Gedächtnis
5	6	1	0	2	3	4	6 0, 2, 3, 3, 4, 6	Spannweite	3	oberes Quartil	2	Die Patienten mit einer selte
6	7	2	1	3	4	5	7 1, 3, 4, 4, 5, 7	arithmetisches Mittel	6	Standardabweichung	4	Bei Ihren Patienten mit Cox-
7	8	2		3	4	5	7 3, 4, 4, 5, 7	arithmetisches Mittel	4	Median	2	Unter Ihren Pneumonie-Pati
8	9	2	1	3	4	5	7 1, 3, 4, 4, 5, 7	Median	4.6	unteres Quartil	4	Kurz nach der Behandlung g
9	10	2	1	3	4	5	7 1, 3, 4, 4, 5, 7	Modalwert	4	Quartilsabstand	3	Bei der transurethralen Cyst
10	11	2	1	3	4	5	7 1, 3, 4, 4, 5, 7	Spannweite	4	oberes Quartil	2	Vor der Entscheidung zur Th
11	12	3	2	4	5	6	8 2, 4, 5, 5, 6, 8	arithmetisches Mittel	6	Standardabweichung	5	Anamnestisch berichten Ihre
12	13	3		4	5	6	8 4, 5, 5, 6, 8	arithmetisches Mittel	5	Median	2	In der Silvesternacht messer
13	14	3	2	4	5	6	8 2, 4, 5, 5, 6, 8	Median	5.6	unteres Quartil	5	Durch kalte Umschläge senk
14	15	3	2	4	5	6	8 2, 4, 5, 5, 6, 8	Modalwert	5	Quartilsabstand	4	Bevor Sie sie entließen, hatt
15	16	3	2	4	5	6	8 2, 4, 5, 5, 6, 8	Spannweite	5	oberes Quartil	2	Während der Einstellung auf
16	17	4	3	5	6	7	9 3, 5, 6, 6, 7, 9	arithmetisches Mittel	6	Standardabweichung	6	Die Plasmaaktivität der Dop
17	18	4		5	6	7	9 5, 6, 6, 7, 9	arithmetisches Mittel	6	Median	2	Die Apgar-Scores einer Grup
18	19	4	3	5	6	7	9 3, 5, 6, 6, 7, 9	Median	6.6	unteres Quartil	6	Die Zahlen der Beatmungsta
19	20	4	3	5	6	7	9 3, 5, 6, 6, 7, 9	Modalwert	6	Quartilsabstand	5	Die Spontanfrequenz in Hz d
20	21	4	3	5	6	7	9 3, 5, 6, 6, 7, 9	Spannweite	6	oberes Quartil	2	In den Blutproben Ihrer Pati
21	22	5	4	6	7	7	8 10 4, 6, 7, 7, 8, 10	arithmetisches Mittel	6	Standardabweichung	7	Die Konzentration von Häm
22	23	5		6	7	7	8 10 6, 7, 7, 8, 10	arithmetisches Mittel	7	Median	2	Nach Exzision je eines Rektu
23	24	5	4	6	7	7	8 10 4, 6, 7, 7, 8, 10	Median	7.6	unteres Quartil	7	Die radiologisch vermessene

a

Biometrie   Bogen »Bogen«

Präsenzübung

»Einkleidung« »DatenZeichenkette«
Berechnen Sie »Ergebnis1Name« und »Ergebnis1Name«!

i	x_i
1	»F9«
2	»F8«
3	»F7«
4	»F6«
5	»F5«
6	»Daten_einzeln«

Lösung siehe Bogen »Vorbogen«   Wessen Lösung lautet: »Ergebnis1Wert« und »Ergebnis1Wert«?

b

Abb. 10.1 Bildschirmansichten **a** der Quelldatei im Tabellenkalkulationsprogramm, **b** der Seriendruckdatei, **c** der Einrichtung und **d** der Ausführung des Seriendrucks

man die Ausführung des Seriendrucks verlangt: [Sendungen]-> [Seriendruck starten]. Auf anderem Wege könnte man auch noch zur Zuordnung der Spalten der Excel-Datei zu den gleichnamigen Seriendruckfeldern der Word-Datei aufgefordert werden.

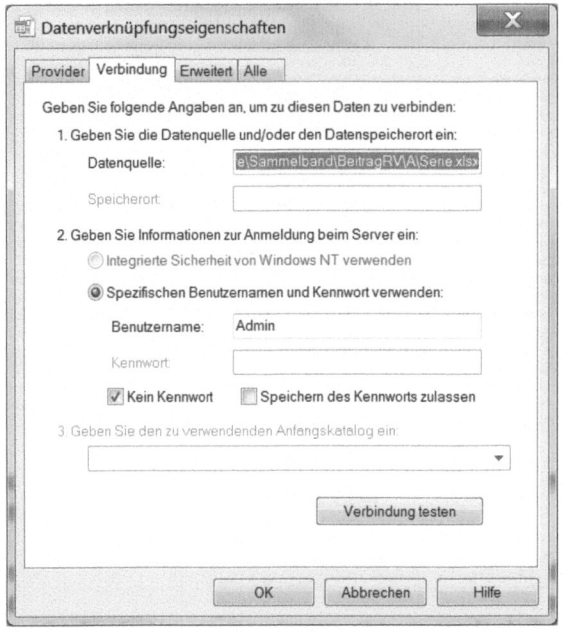

c

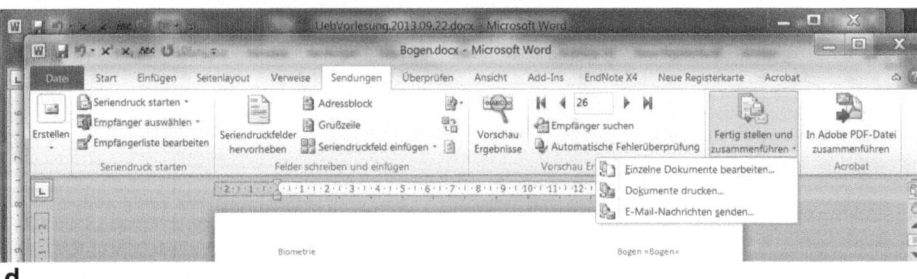

d

Abb. 10.1 (Fortsetzung)

Die Serienbriefdatei selbst kann ohne weiteres an die eigenen Anforderungen angepasst werden. Vielleicht möchte man Veranstaltungstitel und -datum aufdrucken, um die Hörer auch in der Dokumentenlenkung zu bestärken. Vielleicht möchte man den Abstraktionsschritt zur Datentabelle auslassen und löscht diese. Besonders zu empfehlen ist die Anpassung der Einkleidungen an die anderen Fächer der Hörer von Klinik über Labor bis Ackerbau.

Mit [Sendungen]-> [Fertigstellen und Zusammenführen] erzeugt man eine Word-Datei wie Präsenzübung.docx. Diese ist zu überprüfen und auszudrucken.

In **Beispiel B: Diagnostik** wird die Seriendruckdatei ohne Datenquelle erzeugt. Nur die Nummerierung der „Zentren" ist nötig, damit jeder Teilnehmer ein eigenes Blatt erhält, bearbeitet, mitnimmt, und die Zentren sich bei der Projektion der Ergebnisse wiedererkennen. Man kann die Aufgabenblätter auch fortlaufend durchnummerieren und einmal fotokopieren. Dann müssen die Blätter jedoch vor dem Austeilen sortiert werden, so dass Blätter mit gleicher Nummer auf einander folgen. Das Vorgehen bietet sich an, wenn eine Vorlage wiederholt verwendet wird und der Fotokopierer über die nötige Sortierfunktion verfügt, also bei Einstellung „2 Kopien" diese hinter einander abgelegt werden.

Der Autor hat tatsächlich für jede Verwendung die Kopfzeile mit Veranstaltung und Datum geändert, allerdings nur diese, und zwar im Dokument mit 11 Zentren wie in der Datei PartnerUebungDiagnostikSchokolinsen.doc, so dass die eigentliche Serienbrief-Funktion gar nicht verwendet wurde.

Die Aufgaben für das koordinierende Team erstrecken sich über zwei unterschiedliche Seiten. Es bietet sich an, diese für jedes Teammitglied auszudrucken. Da koordinierende Teams z. T. darum baten, hat der Autor diesen zuletzt auch Aufgabenblätter für gewöhnliche Zentren ausgedruckt und angeboten.

Das koordinierende Team bekommt auf dem Projektions-Computer eine Excel-Datei Diagnosestudie.leer.xls geöffnet zur Bearbeitung überlassen. Nachdem dort Formeln und Daten ergänzt sind, archiviert der Autor sie unter dem Datum der Übung.

Beispiel C: Gliederung, braucht eine Viertelstunde Vorbereitung. Als Vorarbeit kann man sich aktuellere oder eigene Abstracts suchen. Dabei ist darauf zu achten, dass diese gut gegliedert sind und von den Studierenden des jeweiligen Fachsemesters schon gut verstanden werden. Aus dem Text entfernt man eventuelle Zwischenüberschriften „Abstract", „Results:" etc. Stattdessen werden die Absätze durch Leerzeilen und Schneidemarken getrennt wie in Abb. 10.2. Um die Zusammenarbeit unter Sitznachbarn zulassen zu können, braucht man 2 bis n Abstracts. Entsprechend formatierte Abstracts von drei Therapiestudien, einer Diagnosestudie und einer Meta-Analyse enthält Datei Abstacts.docx.

Zuerst druckt man die Abstracts auf die n Blätter. Dann schneidet man mit der Schere oder Schneidemaschine sowohl oberhalb als auch unterhalb der Schneidemarken, um das Zusammenpuzzeln anhand der Schnittkanten zu erschweren. Immer wenn ein Abstract in Streifen vorliegt, bringt man diese in eine zufällige Reihenfolge und steckt sie in eine Klarsichthülle, um jetzt eine Vermischung von Abstracts zu vermeiden und später das Material zügig austeilen zu können, ohne dabei schon Hinweise auf die Lösung zu geben.

Wenn man das Material wiederverwenden kann, müssen oft die Streifen neu in Unordnung gebracht werden. Man wird sich vergewissern, dass die Abstracts in bunter Reihe zum Austeilen bereit liegen. Schließlich prägt man sich noch die Reihenfolgen der Anfangsworte oder der Streifenbreiten bei richtiger Anordnung ein, um während des Unterrichts unverzüglich Rückmeldung geben zu können.

Soll die Leistungskontrolle durch die Studierenden selbst erfolgen, sind die Abstracts zur Projektion vorzubereiten wie in AbstractsGegliedert.docx.

Beispiel D: approximative Pivots, erfordert eigentlich keine Vorbereitung. Bei der Projektion während der Vorlesung kann auf die Projektion der vorbereiteten PDF-Datei Pivots.pdf umgeschaltet werden. Wer diese in seine Projektion integrieren möchte kann das mit einem PDF-Editor erreichen. Der Adobe Acrobat benötigt dazu etwa den Befehl

Schwandner T, König IR, Heimerl T, Kierer W, Roblick M, Bouchard R, Unglaube T, Holch P, Ziegler A, Kolbert G. Dis Colon Rectum. 2010 Jul;53(7):1007-16.
Triple target treatment (3T) is more effective than biofeedback alone for anal incontinence: the 3T-AI study
The efficacy of EMG-biofeedback and low-frequency electrical stimulation for the treatment of anal incontinence has not been proven. Our purpose was to evaluate a novel therapeutic concept, termed triple target treatment, which combines amplitude-modulated medium-frequency stimulation and EMG-biofeedback.
Patients with anal incontinence were randomly assigned to the triple target regimen or EMG-biofeedback alone for a 9-month treatment period in a multicenter randomized clinical trial with blinded observers (ClincialTrials.gov registration number NCT00525291). Primary end points were changes in the Cleveland Clinic score and the adapted St. Mark's (Vaizey) score at 9 months compared with baseline. Secondary end points included therapy acceptance and proportion of patients achieving continence or improvement in grade or frequency of incontinence.
We enrolled 158 patients with anal incontinence. The median decrease in the Cleveland Clinic score from baseline to 9 months was 3 points greater for the triple target regimen than for EMG-biofeedback (95% CI, 1-4; P = .0024). The improvement was 8 points for the triple target regimen (95% CI, 7-9) and 5 points for EMG-biofeedback (95% CI, 4-7). Results were similar for the Vaizey score. Of patients treated for at least 3 months, continence was achieved by 50% of patients with the triple target regimen and 25.8% of those with EMG-biofeedback.
The combination of amplitude-modulated medium-frequency electrostimulation with EMG-biofeedback in the triple target regimen is superior to EMG-biofeedback alone in the treatment of anal incontinence. Therapy programs for fecal incontinence are most effective if patients participate for longer than 2 to 3 months.

Abb. 10.2 Abstract in der Formatierung fürs Zerschneiden

[Bearbeiten]- > [Seiten einfügen] <Stelle im Gesamtdokument>, <Pfad zur Datei Pivots.pdf>.

Es kann aber auch das TeX-Fragment in Datei Pivots.tex in die erzeugende LaTeX-Datei eingefügt werden.

Eine gründliche Überarbeitung bei der Vorbereitung ist jedoch nötig, wenn man eine abweichende Notation verwendet, was leider meistens der Fall ist.

10.3 Beispielanwendung

Beispiel A: einfache Maßzahlen Wenn in einer der ersten Stunden eines Kurses in Biomathematik für Mediziner die Teilnehmer auf den gleichen Kenntnisstand über einfache Maßzahlen zur Beschreibung von Lage und Streuung gebracht werden, profitieren die Teilnehmer mit Nachholbedarf von einer Übung, die kenntnisreichen Teilnehmer von einer Auflockerung. Im bewährten Schema Vormachen-Erklären-Nachmachen-Üben greift man in der Phase Nachmachen zu den vorbereiteten Aufgabenblättern. Ein Beispiel zeigt Abb. 10.3.

Für die Übung sind 5–10 min einzuplanen! Die Ansage ist kurz: „Sie erhalten jetzt jeder eine andere Aufgabe. Bei der Bearbeitung dürfen Sie mit Ihren unmittelbaren Nachbarn zusammenarbeiten. Später erfahren Sie die richtige Lösung." Das Einhalten der Reihenfolge beim Austeilen erfordert wertvolle Sekunden. Diese braucht man, um jeden Zettel selbst auszuhändigen, und zwar am besten mit Wende am Reihenende (wie beim Pflügen) oder um für jede Sitzreihe Stapel abzuzählen und die Hörer anzuleiten, das – je nach Sitzreihe abwechselnd – unterste bzw. oberste Blatt zu nehmen und den Stapel weiterzugeben. Dabei kann man sich verzählen oder ein Hörer das Opfer seines Nachbarn werden, der alle Handouts auch für einen verhinderten Kommilitonen sammelt. Beim Zurückgehen sollte man sich von der richtigen Bearbeitung überzeugen, richtige Schritte loben und nötigenfalls helfen. Es wird lauter im Saal. Wenn endlich eine große Mehrheit der Teilnehmer erkennen lässt, dass sie fertig zu sein glaubt, gibt man bekannt, dass die Lösungen auf dem Bogen mit der nachfolgenden Nummer stehen. Wieder wird es lauter. Wer am Ende einer Reihe sitzt, steht vielleicht sogar auf, insbesondere die Lösung zum ersten Bogen steht ja auf dem letzten. Für die Korrektur ihrer Fehler braucht die Minderheit der Erfolglosen länger als zur Bearbeitung der Aufgabe. Es ist also im Interesse Aller, darum zu bitten, dass die Nachbarn erklären, was schief ging. So wird die Übung nicht schneller, aber weniger Teilnehmern wird langweilig.

Beispiel B: Diagnostik Die Partnerübung „Multizentrische Diagnostik-Studie" benötigt 20 min, um die Definitionen von Sensitivität, Spezifität und prädiktiven Werten zu verankern. Man braucht also eine lange Unterrichtseinheit. Definition und Anwendung von Vorwahrscheinlichkeit, Sensitivität, Spezifität und prädiktiven Werten sollten unmittelbar zuvor vorgetragen werden. Sind diese Begriffe durch die Partnerübung gefestigt, folgen die Hörer leichter bei den BAYES-Formeln, die eigene Übungen erfordern, und bei der ROC-Kurve.

Von mehr als 20 „Zentren" ist wegen der Projektion der Einzelergebnisse abzuraten. Erfahrungen liegen mit rund 10 „Zentren" vor. Zuerst muss ein Paar Freiwillige für das koordinierende Zentrum gefunden werden. Diesen muss klar sein, dass sie eine Formel in ein Tabellenkalkulationsprogramm eingeben sollen bzw. von den Kommilitonen deren Daten sammeln. Sie lesen ihre Anleitung, während die Aufgabe und der Zufallsmechanismus an

Biometrie   Bogen 6

Präsenzübung

Bei Ihren Patienten mit Cox-Arthrose messen Sie folgende Abweichungen (in Grad) vom idealen Hüftwinkel:
1, 3, 4, 4, 5, 7.
Berechnen Sie arithmetisches Mittel und Standardabweichung!

i	x_i
1	7
2	5
3	4
4	4
5	3
6	1

Lösung siehe Bogen 7   Wessen Lösung lautet: 6 und 4?

Abb. 10.3 Beispiel für eine individuelle Aufgabe, ein einfaches Lage- oder Streuungsmaß zu berechnen, einschließlich der Lösung der vorangehenden Aufgabe kleingedruckt am unteren Rand

„Werfen Sie vier Male mit dem 20seitigen Würfel und notieren Sie die Ergebnisse. Tragen Sie dann in untenstehende Vier-Felder-Tafel die kleinste Zahl oben rechts, die zweitkleinste unten links, die zweitgrößte oben links und die größte unten rechts ein. Geben Sie anschließend den 20seitigen Würfel dem Dozenten zurück."

Abb. 10.4 Beispiel für die Aufgabe, Daten eines diagnostischen Tests mit einem Zufallsmechanismus zu erzeugen, sodass Sensitivität und Spezifität größer als 1/2 sind

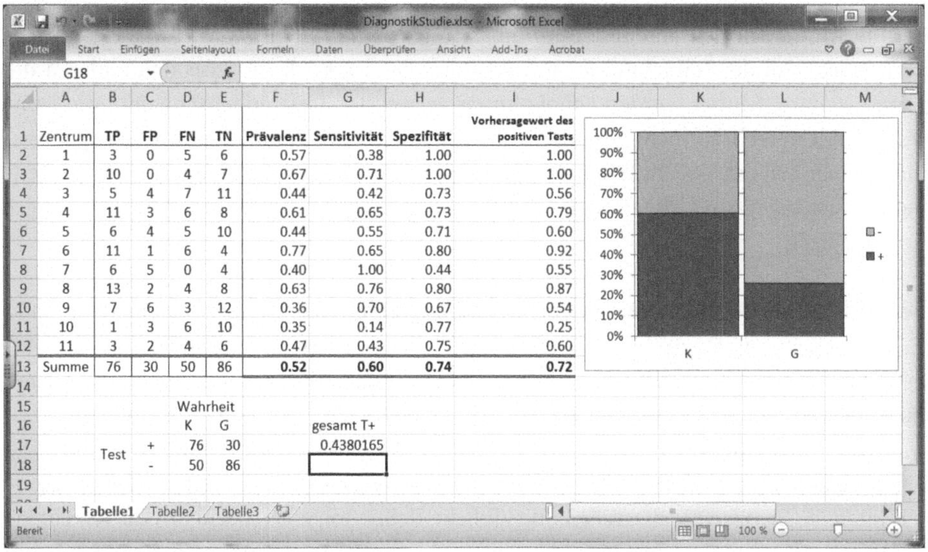

Zentrum	TP	FP	FN	TN	Prävalenz	Sensitivität	Spezifität	Vorhersagewert des positiven Tests
1	3	0	5	6	0.57	0.38	1.00	1.00
2	10	0	4	7	0.67	0.71	1.00	1.00
3	5	4	7	11	0.44	0.42	0.73	0.56
4	11	3	6	8	0.61	0.65	0.73	0.79
5	6	4	5	10	0.44	0.55	0.71	0.60
6	11	1	6	4	0.77	0.65	0.80	0.92
7	6	5	0	4	0.40	1.00	0.44	0.55
8	13	2	4	8	0.63	0.76	0.80	0.87
9	7	6	3	12	0.36	0.70	0.67	0.54
10	1	3	6	10	0.35	0.14	0.77	0.25
11	3	2	4	6	0.47	0.43	0.75	0.60
Summe	76	30	50	86	**0.52**	**0.60**	**0.74**	**0.72**

		Wahrheit K	Wahrheit G	gesamt T+
Test	+	76	30	0.4380165
Test	-	50	86	

Abb. 10.5 Beispiel für die Datei mit den Lösungen der individuellen Aufgaben nach dem Ausfüllen durch das koordinierende Team

die „Zentren" ausgeteilt werden. Nach einem lauten: „Erst zählen, dann essen!" kann man mit der Tabellenkalkulation helfen und zum Eintreiben der Daten auffordern. Am besten geht man gleich mit, lobt die Erfolgreichen und korrigiert eventuelle Fehler sobald man sie sieht.

Die Schnellen fordert man auf, schon mit dem Mosaikplot zu beginnen. Den Studierenden ist i.d. R nicht mehr klar, dass zwei je nach Prävalenz unterschiedlich breite Säulen gezeichnet werden sollen, die im Verhältnis der positiven Tests weiter unterteilt werden, bis die gemeinsame relative Häufigkeitsverteilung durch die Flächen sowie beide Randverteilungen und zwei auf die Referenz bedingte Verteilungen durch die Kantenlängen dargestellt sind. Die Langsameren werden sich von dem Diagramm (Abb. 10.5 *rechts*) anleiten lassen, das bei der Projektion entsteht.

Wenn das koordinierende Team seine Berechnungen fehlerhaft anstellt, muss man erst hier korrigieren. Oft wird man von schnellen „Zentren" darauf hingewiesen. „Zentren", die danach noch abweichende Ergebnisse aufweisen, sollte man helfen, rasch den Fehler zu finden, da danach die Übung zu Ende geht. Zum Abschluss kann man auf die Vor- und Nachteile der multizentrischen Studiendurchführung hinweisen oder zum Thema Meta-Analyse überleiten.

Diese Übung wurde nie regelhaft eingesetzt. Es schien dem Autor wenig erstrebenswert, durch das Austeilen von Süßigkeiten bekannt zu werden. Er belohnt durch diese besonders einfache Übung Kursgruppen, die besonders kooperativ sind und sagt das auch. Zuletzt etwa waren die Schokolinsen das Dankeschön fürs Auffinden einiger Tippfehler in Skript oder Projektion. Die stillschweigende Annahme dabei ist, dass diese Kursgruppen die schwierigeren Übungen im Repertoire auch lösen könnten.

Daten auszuwürfeln (Abb. 10.4) machte einen so schlechten Eindruck, dass es nie wiederholt wurde. Die Variante mit Gummibären wurde nach dem zweiten Mal nicht mehr verwendet, weil die Teilnehmerin mit Kopftuch diese zurückwies, was den anderen die Laune verdarb. Seither werden Schokolinsen verwendet. Gesundheitsbewußte Medizinstudierende verzehren nicht alle Schokolinsen, so dass der Autor sie nach dem Einsammeln seiner Schalen isst. Es fällt ihm schwer, damit so lange zu warten, bis auch die Teilnehmer gegangen sind, die diese informelle Situation gern für ein individuelles Lehrgespräch nutzen.

Beispiel C: Gliederung Die typische Gliederung eines Artikels in einer medizinischen Fachzeitschrift soll vermittelt werden, um auf die geeignete Berücksichtigung der statistischen Aspekte eingehen zu können. Dabei schadet der Hinweis nicht, dass auch Zusammenfassungen (Abstracts) dieser Gliederung folgen. Nach kurzer Einführung, ggf. während Projektion der üblichen Überschriften, beginnt man diese Übung von 5 min. Die Ansage lautet: „Sie erhalten einen Abstract, der in seine Teile gemäß dieser Gliederung zerschnitten ist. Bringen Sie die Teile in die übliche Reihenfolge. Sitznachbarn dürfen einander helfen." Unmittelbar nach dem Austeilen geht man von vorn durch die Reihen, um die Lösung zu bestätigen oder zum Umdenken anzuregen. Wer die richtige Lösung hat, wird aufgefordert die Streifen wieder in die Klarsichthülle zu stecken, ggf. Nachbarn zu helfen. Oft werden die Abstracts in richtiger Reihenfolge in der Klarsichthülle zusammengesteckt. In kleineren Gruppen kann die individuelle Rückmeldung persönlich gegeben werden. In großen Gruppen kann man die AbstractsGegliedert.docx projizieren und dabei auf die hervorgehobenen Zwischenüberschriften hinweisen.

Beispiel D: approximative Pivots Diese Übung ist mit 15 min zu veranschlagen. Sie kommt nach der Mitte der Doppelstunde zum Einsatz, in der auf die Konstruktion der entsprechenden Chi-Quadrat-Tests oder Konfidenzintervalle eingegangen wird. Diese werden zuvor am einfachen Beispiel Bernoulli-verteilte Stichprobenelemente vorgeführt. Die Beweise der approximativen Chi-Quadrat-Verteilung werden skizziert: Quadratische Form standardisierter normalverteilter Größen bzw. Taylorreihenapproximation.

Dann wird die Aufgabe projiziert, diese drei Herleitungsmethoden auf das ebenfalls einfache Beispiel anzuwenden. Wichtig für den Zeitrahmen ist hierbei, es beim Ansatz zu belassen. Die Studierenden wünschen sich natürlich die fertige Formel. Für deren Herleitung und Anwendung kann auf die Übung verwiesen werden. Über dem Hinschreiben der Ansätze und gelegentlichem Nachschlagen in den Aufzeichnungen oder dem Skript vergehen etwa zehn Minuten. Weitere fünf Minuten braucht man, um die individuellen und projizierten Lösungen zu vergleichen und ggf. Nachfragen zu beantworten, etwa nach der Schätzung der Dispersionsmatrix.

10.4 Diskussion und Ausblick

Beispiele A, B und C, wurden zwar für den Unterricht von Medizinstudierenden entworfen, können aber auch in anderen Zusammenhängen genutzt werden. Diese reichen von Besuchen in Schulen, sei es in Mathematikunterricht, Mathe-AG oder Projektwoche, bis zu anderen Studiengängen, z. B. Bachelor in Molecular Medicine, Master in Regulatory Affairs, Graduate School in Neuroscience.

Je nachdem liegen die Lernziele mal bei der Statistik, mal bei deren praktischer Anwendung. Auch Beispiel D kann in verwandten Studienfächern eingesetzt werden. Als praktische Hürde könnte sich erweisen, dass die Notation eingeführt werden muss.

Lange Vorträge oder Lehrgespräche sollten durch aktivierende Methoden aufgelockert werden. Dazu gehören Kurzaufgaben. Für die Variante mit einer Aufgabe für alle Teilnehmer fehlt in diesem Beitrag ein Beispiel. Hier wurden Beispiele für anspruchsvollere Methoden mit individuellen Aufgaben und Rückmeldung zu den Ergebnissen gegeben. Diese Methoden erfordern mehr Vorbereitung und mehr Zeit. Der Dozent muss also gut abwägen zwischen der Vertiefung durch den Methodenwechsel und der Breite der angesprochenen Themen. Dabei müssen auch ganz individuelle Gegebenheiten berücksichtigt werden, z. B. ob die Hörer schon Stunden lang Vorträge gehört oder vor einer Stunde ihre Hauptmahlzeit eingenommen haben.

Vom Umfang der Übungen her eröffnet sich ein Kontinuum von der rhetorischen Frage bis zur Präsenzübung. Gerade die multizentrische diagnostische Studie kann als eine Präsenzübung angesehen oder eingesetzt werden. Die Lösungszettel können eingesammelt und bewertet werden. Diese Nutzung bietet sich auch für die Übung zu den asymptotischen Pivots an, um die Studierenden auf die Bewertung von Klausuraufgaben einzustimmen. Das erfordert natürlich in jedem Fall eine klare vorherige Ansage. Überhaupt müssen diese Aufgaben mit einem Zeitbedarf von über 15 min sorgfältig in den Zeitplan der Stunde oder sogar des ganzen Kurses eingeplant werden. Die schnellen Aufgaben zu Maßzahlen und Gliederung müssen zwar auch vorbereitet werden, können aber spontan eingebaut oder weggelassen werden, ohne das Gefüge der Unterrichtsstunde wesentlich zu verändern.

Das hier vorgestellte Material kann gut wiederverwendet werden. Einmal ausgefüllte Aufgabenzettel zu Maßzahlen oder Diagnostik müssen zwar neu ausgedruckt werden. Es spricht aber wenig dagegen, dass die Fachschaft sie in Vorlesungsmitschriften veröffentlicht, außer, dass die braven Studierenden, die sich gut vorbereiten, sich während der Übung langweilen. Dem kann man vorbauen, indem man die Zettel einsammelt. Der Autor hat sie jedoch bislang stets in den Händen der Studierenden gelassen, die stolz auf ihre auf Anhieb oder mit Hilfe richtigen Lösungen sind und diese für spätere Rekapitulation aufbewahren.

Anhang

Folgende elektronische Materialen zu diesem Beitrag finden Sie online:

- Benötigte Materialien zu den Aufgaben A, B, C und D

Aktivierende Methoden für Biostatistik in Anwendungsfächern

11

Jochen Kruppa

Zusammenfassung

Statistische Vorlesungen und Seminare sind in den Anwendungsfächern unter den Studierenden sehr unbeliebt. Häufig werden die Veranstaltungen als Frontalunterricht gehalten ohne die Mitwirkung der Studierenden. Daher sind die Studierenden der Anwendungsfächer sehr unmotiviert und verlieren schnell die Lust sicher tiefer in die statistische Materie einzuarbeiten. Dennoch wird in den Anwendungsfächern eine statistische Grundausbildung benötigt. Spätestens wenn wissenschaftliche Ergebnisse publiziert werden sollen, ist eine statistische Grundlage Voraussetzung für eine erfolgreiche Publikation. Hier werden daher verschiedene aktivierende Methoden vorgestellt um Studierenden wieder aktiv in das Lernen zu führen und Methoden vorgestellt um Studierenden die Grundlagen des wissenschaftliche Arbeiten und Publizieren näher zu bringen.

11.1 Einleitung

Aktivierende Methoden erlauben festgefahrene Veranstaltungen aufzubrechen und erfreuen sich steigender Beliebtheit. Die hier vorgestellten Methoden sind Abwandlungen schon existierender Methoden oder aber sind für eine Statistikveranstaltung im Besonde-

---

Zusätzliche Information ist in der Online-Version dieses Kapitels (doi:10.1007/978-3-642-54336-4_11) enthalten.

J. Kruppa (✉)
Institut für Medizinische Biometrie und Statistik, Universität zu Lübeck, Universitätsklinikum Schleswig-Holstein Campus Lübeck, Ratzeburger Allee 160, Haus 24,
23538 Lübeck, Deutschland
E-Mail: jochen.kruppa@imbs.uni-luebeck.de

ren angepasst worden. Das Buch von Weidenmann (2006) bietet eine umfangreiche Übersicht über Methoden, geordnet nach vorhandenen Materialien und bietet weitreichende Hilfe für den Dozenten bei der Umsetzung an. Insbesondere die richtige Anleitung von Gruppenarbeit und verschiedenste Formen des Kennenlernens, Feedbacks, Problem lösen und vieles mehr werden diskutiert. Es sollte sich für jeden Dozent und Seminargröße eine passende Methode finden lassen. Insbesondere lassen sich die hier präsentierten Beispiel und Referenzen auch auf andere von Weidenmann (2006) vorgestellten Methoden übernehmen.

Im Folgenden wird von einem Seminar für Statistik in Anwendungsfächern ausgegangen. Dabei kann es sich um Studierende der Biologie und verwandten Fächern handeln. Für die Veranstaltung sind keine Vorkenntnisse auf dem Gebiet der Statistik vorausgesetzt. Das Seminar sollte die Grundlagen der Statistik vermitteln. Die hier vorgestellten aktivierenden Methoden sind so ausgelegt, dass sie ohne Weiteres anderen Wissensständen angepasst werden können. Jede aktivierende Methode ist aber für sich auch ohne Kontext zu verwenden. Pro Kurs sind ungefähr 20 Studierende vorgesehen. Für die Seminarveranstaltung werden ein Beamer und eine Tafel benötigt. Für die aktivierende Didaktik bieten sich beweglich Tische und Stühle an. Ein Vorlesungssaal hat sich als nicht unterstützend herausgestellt. Teilweise kann eine Internetverbindung hilfreich sein (Siehe 2.5).

11.2 Aktivierende Methoden

Meist findet das Seminar als Vorlesung statt in dem den teilnehmenden Studierenden ein Foliensatz präsentiert wird und Teile des Inhalts an der Tafel erarbeitet werden. Um diese doch teilweise sehr ermüdenden Blöcke des Zuhörens zu durchbrechen, bieten sich aktivierende Methoden an. Im Folgenden werden fünf verschiedene aktivierende Methoden beschrieben und dargestellt in welchen Inhaltsblöcken sie verwandt werden können.

Die vorgestellten wissenschaftlichen Arbeiten haben alle einen IG Nobelpreis (http://en.wikipedia.org/wiki/List_of_Ig_Nobel_Prize_winners) gewonnen. Diese veröffentlichten Arbeiten zeichnen sich durch ein breites Anwendungsgebiet aus, sind meist kurz und dadurch schnell zu verstehen. Die statistischen Methoden sind meist einfach, aber dennoch gut graphisch aufgearbeitet. Als Beispiel zur Regression mag die Arbeit von Tolkamp et al. (2010) sein, wo die Sachfrage nach der Aufsteh- und Hinlegewahrscheinlichkeit von Kühen auf einer DIN A4 Seite nach IMRaD behandelt wird. Durch die weite Verbreitung von Smartphones stellt auch die englische Sprache bei den Studenten kein Problem dar. Ein Englischlexikon auf Abruf bereitzuhalten hat sich aber bewährt.

11.2.1 Vorstellungsrunde

Beginnen sollte das Seminar in einer Vorstellungsrunde. In der Vorstellungsrunde sollen sich die Studierenden gegenseitig vorstellen. Dadurch wird gleich zu Beginn der Veranstaltung den Studierenden vermittelt, dass in diesem Seminar Mitarbeit erwünscht ist.

Dauer 10 bis 20 min

Ziel Studierende sollen sich gegenseitig vorstellen und der Dozent soll erfahren, welches Vorwissen die Studierenden haben.

Durchführung Studierende jeweils paarweise einteilen. Die Studierenden stellen sich gegenseitig vor und sollen folgende Fragen über den Partner beantworten. Dafür 5 min Zeit veranschlagen. Im Folgenden drei beispielhafte Fragen.

1. Was für Forschung betreibt der Gesprächspartner?
2. Was weiß der Gesprächspartner über Statistik?
3. Was will der Gesprächspartner lernen?

Auswertung Der Dozent hat eine Vorstellung über die Stimmung unter den Studierenden und das erste Eis ist gebrochen. Es ist ein Einstieg für die anderen aktivierenden didaktischen Methoden und zeigt den Studierenden gleich zu Anfang, dass in diesem Seminar eine Beteiligung nicht nur erwünscht sondern Grundlage ist.

11.2.2 Donald Unger Fingercracking

Nach der Vorstellungsrunde und bevor der eigentliche statistische Teil des Seminars beginnt, sollte der Text von Unger (1998) besprochen werden. In dieser Einheit erarbeiten sich die Studierenden selbstständig einen kurzen englischen Text mit statistischen Hintergrund. Dabei kann der Dozent auf Probleme der Statistik hinweisen und schon einen Ausblick auf die Veranstaltung geben.

Dauer 15 bis 20 min

Ziel Die Studierenden sollen sich in Gruppenarbeit in einen statistischen Text einarbeiten (Unger 1998), den sie noch nicht vollständig verstehen um sich selbst auf statistische Probleme aufmerksam zu machen.

Durchführung Es werden sechs Gruppen gebildet. Je zwei Gruppen erhalten die Materialien und Methoden, die Ergebnisse und die Diskussion aus dem Artikel von Unger (1998).

Der Dozent sollte den Text in diese drei Abschnitte einteilen. Die Studierenden sollen nicht anhand von Überschriften oder Anmerkungen Rückschlüsse auf ihren Teil ziehen können. Die Gruppen stellen nach 10 min den Absatz vor und ordnen ihn ein. Hierbei ist ein freier Umgang mit dem Text erwünscht. Abschließend kann eine Diskussion oder Zusammenfassung des Dozenten erfolgen.

Auswertung Am Ende sollten die Studierenden ein Gefühl für die Problematik erhalten. Einiges an Fachvokabular wird angerissen und dann später vertieft. Wenn das Gefühl bleibt, das es ja nicht sein kann, dass man so was wie Unger (1998) machen kann und die Studierenden es aber noch nicht richtig widerlegen können, ist das Ziel erreicht. Es soll ein gewisses Interesse geweckt werden und dabei kann IMRaD in diesem Rahmen auch vorgestellt werden.

11.2.3 Gruppenpuzzle

An verschiedenen stellen eines Seminars bietet sich das Gruppenpuzzle als Auflockerung an. In dieser Einheit erarbeiten sich die Studierenden einen Teil des Seminarstoffes selber und geben die Inhalte an die anderen Studierenden weiter. Insbesondere nach der Mittagspause hat sich diese Einheit sehr bewährt um das Mittagstief zu überwinden.

In diesem Beispiel sollen die Studierenden für graphisch schiefe Statistik sensibilisiert werden. Aus Gründen des Urheberrechts können hier keine Abbildungen gezeigt werden. Für Interessierte bietet das Lehreforum der IBS eine Anlaufstelle. Es ist möglich diese Methode an andere Themen anzupassen.

Dauer 25 bis 30 min

Ziel Diese Einheit bietet sich an um nach einem eher trockenen Vorlesungsteil das Gelernte zu vertiefen und die Studierenden wieder zu aktivieren.

Durchführung Es werden Zettel wie folgt beschriftet:

A1 B1 C1 D1 E1
A2 B2 C2 D2 E2
A3 B3 C3 D3 E3
A4 B4 C4 D4 E4

Die Gruppen bilden sich erst nach ihrem Buchstaben und erhalten je eine schiefe Statistik. Es werden also fünf schiefe Statistiken benötigt. Dann werden die Gruppen nach Zahlen gebildet und jeder aus der Gruppe erklärt den anderen aus der Gruppe die Fehler in den Abbildungen.

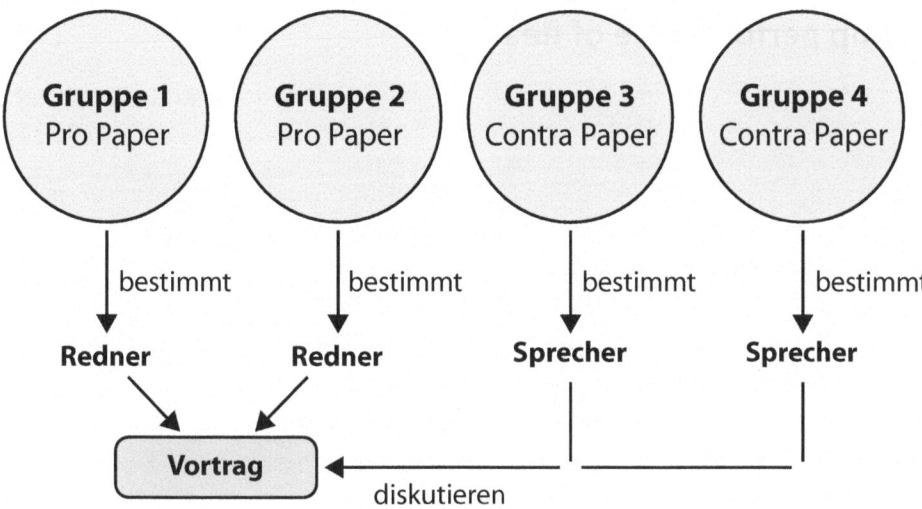

Abb. 11.1 Flowchart für die amerikanische Debatte

Auswertung Die Studenten sollen einen Einblick für die Problematik von Graphiken erhalten und am besten noch einsehen, dass der Boxplot oder andere statistische Graphiken sicherer im Bezug auf Falschinterpretation sind und mehr Informationen vermitteln. Diese Methode lässt sich auch auf statistische Tests erweitern oder beliebig anders anwenden. Durch das gegenseitige Lehren wird der Stoff sehr vertieft.

Es gibt verschiedene Formen des Gruppenpuzzles. Dem interessierten Leser wird empfohlen sich das Buch von Weidenmann (2006) näher zu betrachten oder aber die weitreichenden Quellen im Internet zu berücksichtigen. Im Englischen spricht man auch vom Jigsaw-Puzzle.

11.2.4 Gruppendiskussion „Dog and cat flea jumps"

Gegen Ende des Seminars bietet die Gruppendiskussion ein Möglichkeit das Gelernte auf eine wissenschaftliche Arbeit anzuwenden. Je nach gewünschten Aufwand lässt sich hierbei auch Vortragsstil und wissenschaftliches Arbeiten diskutieren und trainieren. Diese aktivierende Methode verlangt einiges an Vorarbeit des Dozenten, zeigt aber eine hohe Akzeptanz bei den Studierenden.

In dieser speziellen Gruppendiskussion gliedert sich die Diskussion in zwei Parteien: eine Pro-Gruppe und eine Contra-Gruppe. Die Abb. 11.1 stellt den Ablauf da. Als Basis dient das Paper von Cadiergues et al. (2000) zu dem Vergleich von Sprungweite und Sprunghöhe von Katzen- und Hundeflöhen. Das Paper ist frei erhältlich. Zu Beachten ist, dass diese aktivierende Methode bei sehr motivierten Studenten lange dauern kann. Der

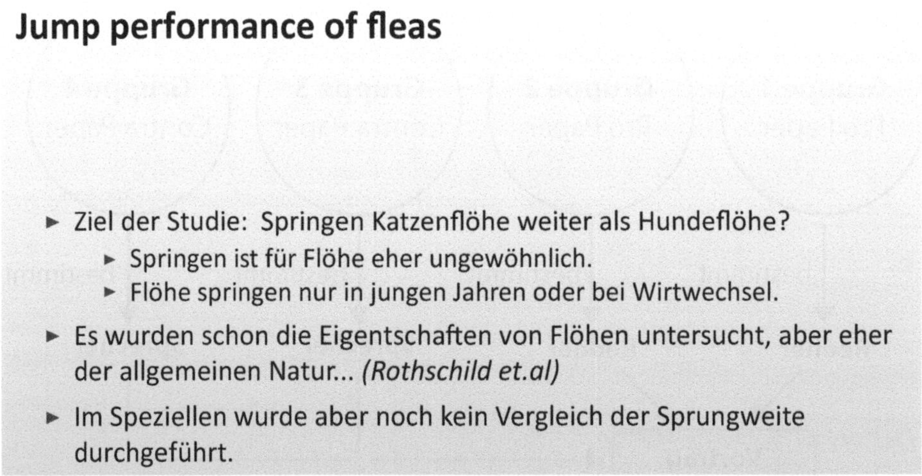

Jump performance of fleas

- Ziel der Studie: Springen Katzenflöhe weiter als Hundeflöhe?
  - Springen ist für Flöhe eher ungewöhnlich.
  - Flöhe springen nur in jungen Jahren oder bei Wirtwechsel.
- Es wurden schon die Eigenschaften von Flöhen untersucht, aber eher der allgemeinen Natur... *(Rothschild et.al)*
- Im Speziellen wurde aber noch kein Vergleich der Sprungweite durchgeführt.

Abb. 11.2 Beispielfolie für die amerikanische Debatte

Dozent sollte die Beamerpräsentation schon vorbereitet haben. Es haben sich fünf Folien mit den beiden Abbildungen aus dem Paper als optimal herausgestellt (Abb. 11.2 zeigt eine Beispielfolie). Der Dozent sollte insbesondere auf die Diskussionskultur achten.

Dauer um die 45 min (10–15 min Paper lesen, 10 min Pro/Contra sammeln, 5 min Beamer Vorbereitung, 10–15 min Präsentation und Nachbesprechung)

Ziel Die Studierenden sollen ein Paper lesen und es auf Schwachstellen abklopfen. Am Ende sollen die Studierenden eine Vorstellung über den Sinn der Veranstaltung gekriegt haben. Die Diskussion läuft in 2 × 2 Pro- und Contragruppen ab, die jeweils einen Sprecher wählen.

Durchführung Ein Konferenzleiter/ Diskussionsleiter für die spätere Moderation wird gewählt. Es werden vier Gruppen gebildet. Zwei Gruppen sind für das Paper. Zwei Gruppen sind contra das Paper. Die Pro- und Contra-Gruppen erhalten das Handout mit dem Vortrag. Die Pro- und Contra-Gruppen wählen jeweils einen Redner bzw. Sprecher. Die beiden Redner halten den vorbereiteten Vortrag. Die Contra-Sprecher kritisiert das Paper (!) nicht den Vortragsstil etc. (dies kann gesondert erfolgen). Die Gruppendiskussion mit allen beginnt. Konferenzleiter/ Diskussionsleiter formuliert 2–3 Take Home Messages.

Auswertung Die Studierenden lernen wie man ein Paper liest und wozu man eigentlich die ganzen Tests und Voraussetzungen lernt. Es ist die direkte Anwendung des gelernten an einem Beispiel. Die Diskussion in der Gruppe soll zeigen, dass einem das Wissen über die Statistik sicherer macht, wenn man Ergebnisse präsentiert.

11.2.5 Paper Diskussion „Preventing winter falls"

Zum Ende der Veranstaltung kann noch eine Paperdiskussion stattfinden. Hierbei sollen die Studierenden wissenschaftliche Arbeitsweise an dem Consort Statement nachvollziehen. Als Beispiel für eine Arbeit dient eine leicht zu verstehende Veröffentlichung. Diese Teil ist sehr auf Medizinstudierende zugeschnitten, lässt sich aber mit ein wenig Aufwand auf andere Gebiete erweitern.

Dieser Teil ist als eine optionale Einheit für Mediziner gedacht, die schon mehr Vorwissen haben und sich mit dem Lesen und Schreiben von wissenschaftlichen Arbeiten mehr beschäftigen wollen. Hier wird mehr auf das Consort Statement (http://www.consort-statement.org/) eingegangen und damit ein Bezug zu klinische Studien gezogen. Daher ist dieser Teil auch als Inspiration für andere Fachrichtungen zu sehen. Als Basis dient das Paper von Parkin et al. (2009) zu einer Studie Sturzschäden im Winter zu vermeiden. Das Paper ist frei erhältlich. Eine Internetverbindung im Seminarraum ist von Vorteil um durch die unterschiedlichen Aspekte des Consort Statements zu führen. Eine Einarbeitung des Dozenten in die Checkliste des Consort Statements ist unbedingt anzuraten.

Dauer Die benötigte Zeit kann stark variieren und ist abhängig vom Leseverstehen der Studierenden und dem anschließenden Diskussionsbedarf. Man kann aber grob von 60 min ausgehen (20 bis 30 min paarweise Vorbereitung und 30 min anschließende Diskussion)

Ziel Den Studierenden an einem Beispiel zeigen, wie eine klinische Studie aufgebaut sein kann. Hierfür wurde eine low-tech Anwendung gewählt (Socken über die Schuhe) um ernste Verletzungen bei ältern oder gehbehinderten Menschen zu verhindern. Die Studenten sollen erkennen, dass durch konsequentes Abarbeiten des Consort Statements auch vermeidlich unerste Studien veröffentlicht werden können und die Bedeutung systematischen und wissenschaftlichen Arbeitens erkennen.

Durchführung Die Studierenden erhalten paarweise das Paper und einige Zeit (20 min) um sich einzuarbeiten. Das Paper wird in der Großgruppe besprochen und jeweils der Verweis zum Consort Statement gezogen. Insbesondere sollte von dem Dozenten auf den Aufbau der Arbeit eingegangen werden und zum Beispiel das Flussdiagramm besprochen werden. Eine Blaupause findet sich im Consort Statement.

Auswertung Die Studierenden haben gelernt, dass man auch einfache Studien mit wenig experimentellen Aufwand (Dauer der gesamten publizierten Studie ca. ein Tag) publizieren kann, wenn man sich an das Consort Statement hält. Weiter haben die Studenten gelernt, wie wichtig es ist sich vorher schon Gedanken über die Einschluss und Ausschlusskriterien zu machen. Abschließend kann auch hier auf IMRaD und die Struktur von wissenschaftlichen Arbeiten eingegangen werden.

11.3 Diskussion und Ausblick

Aktivierende Methoden bieten dem Dozenten die Möglichkeit sein Seminar aufzulockern und eine reine Frontalveranstaltung aufzubrechen. Die hier vorgestellten aktivierenden Methoden lassen sich leicht erweitern und auf andere Themenschwerpunkte verlegen. Dabei sollte sich vor allem der Dozent bei der Vorstellung der Methoden wohl fühlen und somit auch ein positive Grundstimmung transportieren. Nicht jedem mag jede Methode liegen, hier bietet Weidenmann (2006) aber eine reichhaltige Auswahl und Hilfe bei der Anwendung von aktivierenden Methoden. Zu beachten ist, dass teilweise die Methoden sehr viel Zeit in Anspruch nehmen können und dies bei der Planung des Seminars berücksichtigt werden muss. Auch verlangen die Methoden teilweise einen Mehraufwand an Planung und Kosten von dem Dozenten. Schlussendlich lassen sich diese hier vorgestellten Methoden natürlich nur bis zu einer gewissen Teilnehmeranzahl durchführen. Dennoch sollte man sich bei passenden Rahmenbedingungen nicht davon abschrecken lassen, einige der Methoden in seinem Seminar zu testen. Insbesondere den Dozenten hat die Anwendung der Methoden immer sehr viel Freude bereitet und erlaubt es auch dem Dozenten einmal eine Pause in Vorlesungsblock. Aktivierende Methoden sollten daher wo möglich auch angewandt werden.

Dank Mein Dank gilt Prof. Dr. Inke R. König für die Hilfe und Unterstützung bei der Lehre und dem Institut für Medizinische Biometrie und Statistik der Universität zu Lübeck im Ganzen für die Möglichkeiten, neue Lehrmethoden anzuwenden.

Anhang

Folgende elektronische Materialen zu diesem Beitrag finden Sie online:

- Beispielfolien zur Amerikanischen Debatte

Literatur

Cadiergues MC, Joubert C, Franc M (2000) A comparison of jump performances of the dog flea, Ctenocephalides canis (Curtis, 1826) and the cat flea, Ctenocephalides felis felis (Bouché, 1835). Vet Parasitol 92:239–241. http://bxscience.enschool.org/ourpages/auto/2012/2/1/50868999/Primary%20Article%20fleas.pdf

Parkin L, Williams SM, Priest P (2009) Preventing winter falls: a randomised controlled trial of a novel intervention. N Z Med J 122:31–38. http://journal.nzma.org.nz/journal/122-1298/3683/

Tolkamp B, Haskell M, Langford F, Roberts D, Morgan C (2010). Are cows more likely to lie down the longer they stand? Appl Anim Behav Sci 124:1. http://journals.cambridge.org/action/displayFullText?type=1&fid=7927437amp;jid=ABS&volumeId=1&issueId=01&aid=7927436

Unger DL (1998) Does knuckle cracking lead to arthritis of the fingers? Arthritis Rheum 41:949–950. http://srblogfiles.s3.amazonaws.com/wp-content/uploads/2012/08/knuckle-cracking-for-50-years.pdf

Weidenmann B (2006) Handbuch active training: die besten Methoden für lebendige Seminare. Beltz, Weinheim

12 Bärchen-Biometrie: Biometrie zum Anschauen, Erleben und Aufessen

Geraldine Rauch

Zusammenfassung

Biometrie für Fachfremde zu unterrichten ist eine besondere Herausforderung, obwohl dieses Fach für viele Studiengänge und Fachgruppen von hoher Relevanz ist. So wird Medizinische Biometrie im Studium der Human-, Zahn- und Tiermedizin unterrichtet, aber auch in Fächern wie der Medizinischen Informatik oder in Studiengängen der Gesundheitsversorgung. Auch Fortbildungsveranstaltungen für Mediziner beinhalten häufig biometrische Inhalte. Von reinen Anwendern wird der Medizinischen Biometrie meist mit Zurückhaltung oder gar Vorbehalten begegnet. Dahinter steckt häufig eine gewisse Scheu vor mathematischen Inhalten, komplizierten Formeln und trockenem Unterrichtsstoff. Wer Biometrie vermitteln möchte, steht also vor der Herausforderung das Fach anschaulich zu präsentieren und den Spaß an mathematischen Betrachtungen zu wecken. In diesem Kapitel soll gezeigt werden, dass Gummibärchen-Experimente im Unterricht zur Veranschaulichung biometrischer Themen dienen können und als „süßen" Nebeneffekt auch die Motivation steigern. Im Folgenden wird illustriert, dass es eine Vielzahl von Themengebieten gibt, die mit Gummibärchen-Experimenten vermittelt werden können. Diese Experimente fordern in der Regel wenig Vorbereitung, sind für kleine und große Gruppen anwendbar und kommen aus eigener Erfahrung sowohl bei Studierenden als auch bei Fortbildungsveranstaltungen für bereits im Beruf Stehende gut an.

Zusätzliche Information ist in der Online-Version dieses Kapitels (doi:10.1007/978-3-642-54336-4_12) enthalten.

G. Rauch (✉)
Institut für Medizinische Biometrie und Informatik, Universität Heidelberg,
Im Neuenheimer Feld 305, 69120 Heidelberg, Deutschland
E-Mail: rauch@imbi.uni-heidelberg.de

12.1 Einleitung

Im Folgenden werden verschiedene Gummibärchen-Experimente zu speziellen biometrischen Themen vorgeschlagen. Zunächst wir das benötigte Material für die Experimente und die dadurch verbunden Kosten näher beschrieben. Anschließend werden mehrere Gummibärchen-Experimente konkret erläutert. Die Abschnitte gliedern sich jeweils in eine Überschrift zum biometrischen Thema, in mögliche Lernziele, die durch das Experiment erreicht werden sollten, eine Frage- oder Aufgabenstellung, die dem Experiment zu Grunde liegt, sowie einer Ablaufbeschreibung des Experiments. Mögliche Erweiterungen oder Abwandlungen der Experimente werden ebenfalls diskutiert.

12.2 Methodik

12.2.1 Benötigtes Material

Für die im Folgenden beschriebenen Gummibärchen-Experimente werden Gummibärchen-Tüten in entsprechender Menge der Teilnehmerzahl benötigt (siehe Abb. 12.1). Der Kostenaufwand hierfür ist aber relativ gering. Eine große Box mit 100 Mini-Tüten Goldbären (entspricht ca. 980 g) kostet ca. 8 €. Es gibt auch 250 Gramm-Beutel mit Mini-Tüten für ca. 3 €. Mini-Tüten gibt es sowohl für normale Goldbären als auch für Saftbären. Eine normale Tüte Gold- oder Saftbären kostet ca. 2 €. Selbstverständlich lassen sich all diese Experimente auch mit Gummitieren anderer Marken, die gegebenenfalls preisgünstiger sind, durchführen.

12.2.2 Zufallsvariablen und Verteilungen

Mögliche Lernziele Die Zuhörer können am Ende der Veranstaltung:

- Diskrete Dichten und Verteilungen skizzieren und interpretieren
- Erwartungswert und Varianz anhand einer Dichtefunktion erläutern
- Quantile und Median anhand einer Stichprobe berechnen

Fragestellung Wie viele Bärchen sind im Schnitt in einer kleinen Tüte Gummibärchen?

Ablauf des Experiments Jeder Teilnehmer erhält eine kleine Tüte Gummibärchen und zählt die darin enthaltenen Bärchen. Der Dozent fragt anschließend ab, wie viele Teilnehmer jeweils 1, 2, 3, 4, 5, 6,… Bärchen in der Tüte hatten. Das Ergebnis der Befragung wird an der Tafel in einem skizzierten Balkendiagramm festgehalten.
 Es kann nun in der Gruppe diskutiert werden, welche Anzahl an Gummibärchen man im Schnitt erwarten würde. Sie können auch abfragen, wer von den Teilnehmern mit sei-

12 Bärchen-Biometrie: Biometrie zum Anschauen, Erleben und Aufessen

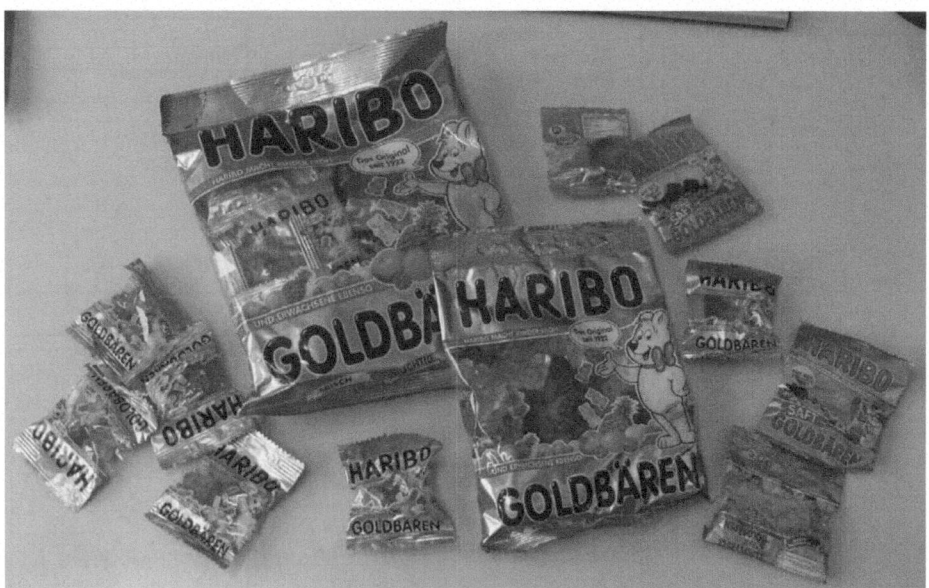

Abb. 12.1 Benötigte Lehrmaterialien

ner Tüte besonders „Pech" oder besonders „Glück" hatte und so empirische Quantile einführen und berechnen lassen.

Fragen Sie auch wie sich die Verteilung verändern würde, wenn die Anzahl der ausgezählten Gummibärchentüten erhöht würde. So können Sie die Normalverteilungsapproximation motivieren und stetige Dichten einführen.

12.2.3 Der Chiquadrat-Test

Mögliche Lernziele Die Zuhörer können am Ende der Veranstaltung:

- Erklären für welche Fragestellungen der Chiquadrat-Test angewendet wird
- Die zugrundeliegenden Testhypothesen formulieren
- Eine Vierfelder-Tafel erstellen und den Wert der Teststatistik berechnen
- Eine Testentscheidung durch Vergleich des Wertes der Teststatistik mit dem kritischen Wert durchführen und interpretieren

Fragestellung Haben Risikopatienten, die regelmäßig Aspirin einnehmen weniger häufig einen Herzinfarkt, als Patienten, die ein Placebo bekommen?

Abb. 12.2 Ergebnis-Sammlung

Ergebnisse Reihe 1	Aspirin		Placebo	
Nr	Kein HI	Herzinfarkt	Kein HI	Herzinfarkt
1	10	0	7	4
2	11	1	6	3
3	7	1	9	3
4	9	1	6	4
5	10	0	10	2
6	11	0		
Summe	**58**	**3**	**38**	**16**

Ergebnisse Reihe 2	Aspirin		Placebo	
Nr	Kein HI	Herzinfarkt	Kein HI	Herzinfarkt
1	12	0	8	3
2	9	0	8	4
3	11	0	9	2
4	11	1	10	2
5				
6				
Summe	**43**	**1**	**35**	**11**

Ablauf des Experiments Dieses Experiment erfordert etwas Vorbereitung. Die grünen Bärchen gelten als krank, d. h. diese Bären haben einen Herzinfarkt (wichtig ist, dass Sie eine Farbe wählen, die eindeutig zu bestimmen und von den anderen zu unterscheiden ist). In kleinen Gummibärchen-Tüten kann man die Anzahl der grünen Bärchen von außen grob zählen, ohne die Tüte zu öffnen. Teilen Sie die Tütchen auf in solche mit keinem oder einem grünen Bärchen und Tüten mit mehr als einem grünen Bärchen. Markieren Sie die Tüten mit wenig grünen Bärchen mit einem wasserfesten Stift oder einem Aufkleber mit „A" (für Aspirin-Gruppe) und die anderen Tüten mit „P" (für Placebo-Gruppe).

Die Teilnehmer bekommen je ein Tütchen und haben die Aufgabe die grünen Bärchen zu zählen und die Gesamtzahl an Bärchen zu bestimmen. Geben Sie pro Sitzreihe eine Tabelle aus, die aussieht wie in Abb. 12.2 angegeben. Jeder soll seine Ergebnisse in der richtigen Spalte eintragen. Bitten Sie einen Teilnehmer pro Sitzreihe, die Ergebnisse seiner Sitzreihe mit dem Taschenrechnen zusammenzuzählen. Das erleichtert Ihnen das Übertragen der Ergebnisse.

Sammeln Sie alle Ergebnis-Listen ein und erstellen Sie eine Vierfelder-Tafel an der Tafel, in die Sie die aufsummierten Ergebnisse eintragen (siehe Abb. 12.3).

Anhand dieses Beispiels können Sie nun den Chiquadrat-Test erklären und als Übungsaufgabe den Wert der Teststatistik berechnen lassen, um so zu einer Testentscheidung zu kommen.

Abb. 12.3 Darstellung der Ergebnisse in einer Vierfelder-Tafel

	Aspirin	Placebo	
Kein HI	101	73	174
Herzinfarkt	4	27	31
	105	100	205

12.2.4 Der Einstichproben-t-Test

Die Zuhörer können am Ende der Veranstaltung:

- Erklären für welche Fragestellungen der Einstichproben-t-Test angewendet wird
- Die zugrundeliegenden Testhypothesen formulieren
- Mittelwert und Standardabweichung einer Stichprobe berechnen
- Den Wert der Teststatistik berechnen
- Eine Testentscheidung durch Vergleich des Wertes der Teststatistik mit dem kritischen Wert durchführen und interpretieren

Fragestellung Enthält eine kleine Tüte Gummibärchen im Schnitt mindestens 8 Bärchen?

Experiment Jeder Teilnehmer erhält ein Tütchen und zählt die Bärchen aus. Der Dozent fragt anschließend per Handzeichen, wie viele Teilnehmer jeweils 1, 2, 3, 4, 5, 6,… Bärchen in der Tüte hatten und notiert die Ergebnisse. Als Übungsaufgabe lässt er Mittelwert und Standardabweichung bestimmen (das geht auch bei großer Teilnehmerzahl relativ schnell, wenn man die Information nutzt, dass jeweils mehrere Teilnehmer die gleiche Anzahl Bärchen pro Tüte haben). Anhand dieses Beispiels können Sie nun den Einstichproben-t-Test erklären und als Übungsaufgabe den Wert der Teststatistik berechnen lassen, um so zu einer Testentscheidung zu kommen.

12.2.5 Evidenzbasierte Medizin und Metaanalysen

Mögliche Lernziele Die Zuhörer können am Ende der Veranstaltung:

- Die Vor- und Nachteile von Metaanalysen gegenüber Einzelstudien aufzählen
- Die Idee gewichteter, gepoolter Effektmaße in Metaanalysen erklären
- Die Vergleichbarkeit von Einzelstudien in einer Metaanalyse kritisch hinterfragen
- Einen Forrest-Plot interpretieren
- In eigenen Worten erklären, was mit Publikationsbias gemeint ist

Aufgabenstellung Geben Sie eine möglichst gute Schätzung für den erwarteten Anteil roter Gummibärchen in einer Tüte an.

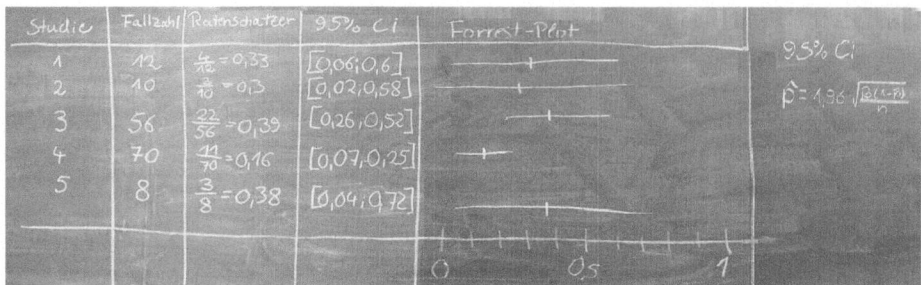

Abb. 12.4 Der Forrest-Plot im Gummibärchen-Experiment

Ablauf des Experiments Die Teilnehmer bekommen mehrere, unterschiedliche Tüten Gummibärchen. Jede Tüte repräsentiert eine individuelle Studie. Es sollten kleine Tüten und große Tüten dabei sein, es können Gummibärchen verschiedener Hersteller sein oder Saftbären und normale Goldbären. Der Dozent fragt in die Runde, wie die Teilnehmer den Anteil roter Bären innerhalb ihrer Studie schätzen würden. Diese Frage leitet darauf hin, dass man die relative Häufigkeit roter Bären pro Tüte berechnen muss. Man kann darauf hinweisen, dass ein Bias entsteht, wenn man die Bärchen aufisst bevor man Sie zählt. Auch sollte der Dozent darum bitten, dass alle Gummibärchen anschließend gerecht aufgeteilt werden, da es bei diesem Experiment ja große und kleine Tüten gibt.

Wenn alle Tüten ausgezählt sind, dann sammelt der Dozent einige Ergebnisse von unterschiedlichen „Studien" an der Tafel. Als Vorlage kann das Tafelbild in Abb. 12.4 dienen. Die ersten 3 Spalten können jetzt bereits angeschrieben werden.

Nun kann der Dozent die Teilnehmer fragen, was man aus den unterschiedlichen geschätzten Anteilen schließen kann und welchen Studien man am meisten vertraut. Schnell kann man so darauf hinführen, dass Studien mit großen Fallzahlen grundsätzlich präzisere Ergebnisse liefern. Außerdem kann man die Lernenden fragen, ob es ohne weiteres möglich ist die verschiedenen „Studien" zu vergleichen. Die Teilnehmer kommen schnell darauf, dass sich die einzelnen Studien voneinander unterschieden, z. B. bezüglich der Patientenpopulation (Hersteller, Gummibärchenart). Auch nutzen vielleicht gar nicht alle Studien den gleichen Endpunkt, so ist ein Endpunkt wie Schmerzreduktion z. B. nicht eindeutig definiert. Im Gummibärchen-Experiment gibt es in manchen Packungen verschiedene Rottöne (bei den Haribo-Saftbären hingegen nicht), d. h. das Zielkriterium ist nicht eindeutig definiert.

Anschließend sollte diskutiert werden, wie man die verschiedenen Schätzungen geeignet zusammenführt, d. h. poolt. Kann man einfach den Mittelwert aller Anteile bilden? Hier kommen die Lernenden schnell darauf, dass eine „Studie" mit weniger Bärchen/Fallzahl nicht so präzise Ergebnisse liefert, wie eine große Gummibärchentüte. Also sollte man vielleicht eher ein gewichteten Mittelwert aller Anteile berechnen und die großen „Studien" höher gewichten.

Es ist auch möglich den Publikationsbias anhand dieses Experiments zu erklären. In kleinen Gummibärchentüten kann man die Anzahl roter Gummibärchen vorab von außen zählen. Es ist also möglich einer Sitzreihe nur Tüten auszuteilen, bei denen der Anteil der roten Bären sehr klein ist. Wenn die anderen Studien einen höheren Anteil roter Bären haben, dann fällt dieser Umstand den Teilnehmern durchaus auf, ansonsten kann man auch darauf hinweisen.

Sind die Anteile der roten Bärchen pro Tüte erst einmal bestimmt, so kann man daran den Forrest-Plot erklären. Falls Konfidenzintervalle schon behandelt wurden, kann man die Lernenden Konfidenzintervalle für „ihre" Ratenschätzung berechnen lassen. Jetzt kann der Forrestplot ganz klassisch an die Tafel gezeichnet werden.

12.2.6 Mögliche Erweiterungen

Die vorgestellten Gummibärchen-Experimente sind nur Beispielanwendungen, die zahlreiche Erweiterungsoptionen offen lassen.

So kann z. B. der Zweistichproben-t-Test über die Fragestellung motiviert werden, ob in einer kleinen Tüte Saftbären mehr Bärchen drin sind als in einer kleinen Tüte Goldbären. Alternativ kann man auch die Anzahl von Gummibärchen und Cola-Fläschchen in einer Tüte vergleichen.

In manchen Veranstaltungen wird es außerdem nicht das Lernziel sein, dass die Teilnehmer den entsprechenden Test oder das Konfidenzintervall selbst rechnen können. In diesem Fall kann eine vorher erstellte Excel-Tabelle, in die der Dozent die erhobenen Daten überträgt, genutzt werden, um die Ergebnisse darzustellen. Beispiele für solche Excel-Dateien befinden sich im elektronischen Anhang.

12.3 Beispielanwendung

Die hier vorgestellten Unterrichtskonzepte zur Bärchen-Biometrie wurden in verschiedenen Veranstaltungen erprobt. Innerhalb des Heidelberger Humanmedizin-Studiums findet der Querschnittsbereichs I „Epidemiologie, Medizinische Biometrie und Medizinische Informatik" im 9. Semester statt. In einem Kurs sitzen 40–50 Studierende. Im Bachelor-Studiengang Medizinische Informatik der Hochschule Heilbronn und der Universität Heidelberg gibt es eine ähnliche Vorlesung zur Biometrie und Epidemiologie mit 15–30 Teilnehmern. Der Bachelor-Studiengang „Interprofessionelle Gesundheitsversorgung" ist ein neues Angebot der Medizinischen Fakultät, welches ermöglicht, im Verlauf des Studiums zwei Abschlüsse parallel zu erwerben: einen staatlicher Abschluss in einem Gesundheitsberuf sowie den akademischen Grad „Bachelor of Science". Innerhalb dieses Studiengangs findet der Kurs „Grundlagen der Statistik" mit ca. 20 Teilnehmern statt. Am Koordinierungszentrum für Klinische Studien (KKS) in Heidelberg werden außerdem regelmäßig Fortbildungsveranstaltungen für Prüfärzte und Studien-Assistenten angeboten, in denen ebenfalls Medizinische Biometrie unterrichtet wird. Außerdem wurde die Bärchen-Biometrie in außeruniversitären Veranstaltungen für Schüler genutzt bei diversen Kinderuniversitäten im Umkreis von Heidelberg. Somit liegt ein breites Spektrum an Erfahrungen für diverse Zuhörergruppen und Altersklassen vor.

12.4 Diskussion und Ausblick

Gummibärchen-Experimente lassen sich im Prinzip für den Unterricht aller Altersklassen und Zielgruppen einsetzen. Exemplarische Erfahrungen mit verschiedenen Alters- und Zielgruppen wurden im Abschnitt „Beispielanwendungen" näher beschrieben. Obwohl es in der Erwachsenenbildung unüblich erscheinen mag mit spielerischen Elementen wie Gummibärchen zu unterrichten, so kann ich aus jahrelanger persönlicher Erfahrung nur sagen, dass die Resonanz auch bei Erwachsenen fast ausschließlich positiv ist. In Diskussionen mit anderen Dozenten wurde mir aber oft von der Angst berichtet sich mit solchen Experimenten zu blamieren, bzw. von den Teilnehmern nicht mehr als seriös empfunden zu werden. Tatsächlich gibt es ja einige neue Unterrichtskonzepte, die von den Lernenden zunächst skeptisch aufgenommen werden. Hier kann ich nur sagen, dass das wichtigste ist, dass der Dozent selbst hinter seiner Methode steht. Ich selbst finde Gummibärchen-Experimente toll und vermittle das auch, sowohl explizit durch Worte als auch implizit durch Gesten und Mimik an meine Zuhörer. In der Regel werden die Lernenden durch diese Haltung mitgerissen. Nie habe ich in einer Evaluation gelesen, dass die Gummibärchen albern seien – im Gegenteil werden diese oft lobend hervorgehoben. Ein spielerisches Element wie ein Gummibärchen-Experiment muss außerdem natürlich immer auch von handfesten Inhalten begleitet werden. Selten finden Zuhörer etwas albern, wenn Sie gleichzeitig von der Übung geistig herausgefordert sind. Die oben beschriebenen Gummibärchen-Experimente lassen genug Spielraum offen den Lernenden Herausforderungen zu stellen, sei es durch Handrechenübungen oder dem Verständnisgewinn für komplexe Themen wie statistisches Testen. Dennoch möchte ich davon abraten solch ein Experiment auszuprobieren, wenn man es selbst als peinlich empfindet. Hier gibt es kein richtig oder falsch – richtig ist immer das, womit sich der Dozent wohlfühlt, denn nur dann kann er damit Begeisterung wecken. Mein Aufruf wäre also wie folgt zusammenzufassen: (Nur) Mit Begeisterung zur Bärchen-Biometrie!

Anhang

Folgende elektronische Materialen zu diesem Beitrag finden Sie online:

- Excel-Tabelle zur Berechnung verschiedener Tests und Konfidenzintervalle

The manufacturer's authorised representative in the EU is Springer Nature Customer Service Centre GmbH, Europaplatz 3, 69115 Heidelberg, Germany. If you have any concerns regarding our products, please contact ProductSafety@springernature.com

Printed and bound by CPI Group (UK) Ltd, Croydon, CR0 4YY

23/03/2026

02076457-0020